花时可期

十四节气花卉药食图册

蓝韶清　罗倩　编著

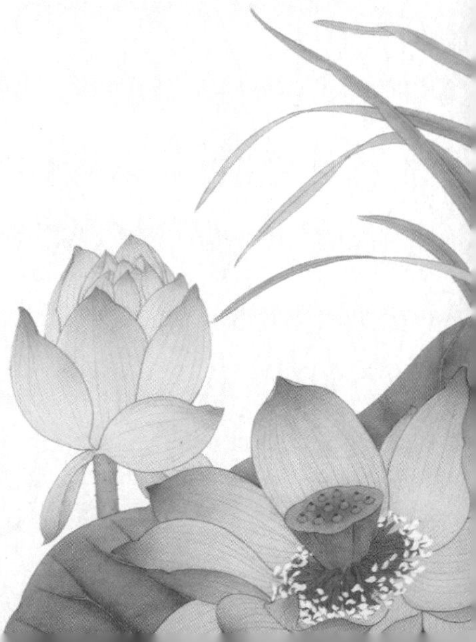

南方传媒
广东科技出版社
全国优秀出版社
·广州·

图书在版编目（CIP）数据

花时可期：二十四节气花卉药食图册 / 蓝韶清，罗倩编著. —广州：广东科技出版社，2022.6
ISBN 978-7-5359-7834-9

Ⅰ. ①花… Ⅱ. ①蓝… ②罗... Ⅲ. ①花卉 - 食物疗法 - 图集 ②二十四节气 - 基本知识. Ⅳ. ①R247.1-64 ②P462

中国版本图书馆CIP数据核字（2022）第045273号

花时可期：二十四节气花卉药食图册
Huashi Ke Qi: Ershisi Jieqi Huahui Yaoshi Tuce

出 版 人：严奉强
责任编辑：邹 荣
绘　　图：莫 娴 侯芳婷
封面设计：集力書裝 彭 力
装帧设计：友间文化
责任校对：曾乐慧 李云柯
责任印制：彭海波
出版发行：广东科技出版社
（广州市环市东路水荫路11号 邮政编码：510075）
销售热线：020-37607413
http://www.gdstp.com.cn
E-mail：gdkjbw@nfcb.com.cn
经　　销：广东新华发行集团股份有限公司
印　　刷：广州一龙印刷有限公司
（广州市增城区荔新九路 43 号 1 栋自编 101 房 邮政编码：511340）
规　　格：787mm × 1 092mm 1/16 印张13 字数260千
版　　次：2022年6月第1版
2022年6月第1次印刷
定　　价：108.00元

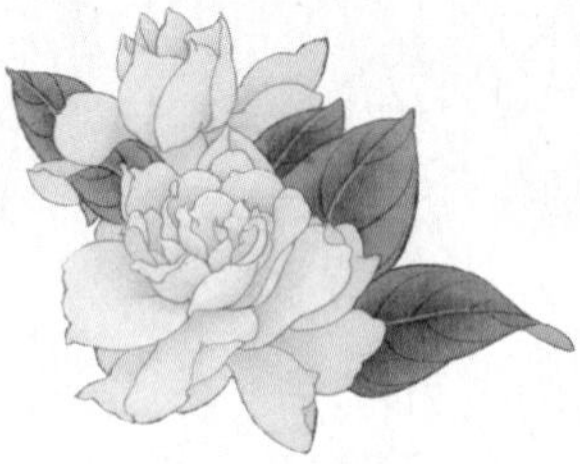

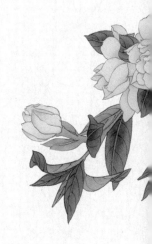

前言

二十四节气是以我国黄河流域的气候、物候等为依据建立起来的。为适应农业生产等的需要，人们通过长期观察太阳、月亮、天气、物候等，总结出一套“自然历法”指导生产生活，这套自然历法便是“二十四节气”。我国的节气文化源远流长，二十四节气中“二至”“二分”的概念见于《尚书·尧典》；战国后期成书的《吕氏春秋》中的“十二月纪”篇中有立春、春分、立夏、夏至、立秋、秋分、立冬、冬至等节气之分；秦汉年间有了二十四节气的名目，《淮南子·天文训》一书就有了和现在完全一样的二十四节气名称；汉武帝太初元年（公元前104年），邓平等制定的《太初历》明确了二十四节气的天文位置，正式把二十四节气定入历法；2016年11

月30日，联合国教科文组织保护非物质文化遗产政府间委员会经过评审，正式将我国申报的“二十四节气——中国人通过观察太阳周年运动而形成的时间知识体系及其实践”列入联合国教科文组织人类非物质文化遗产代表作名录。

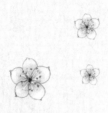

本书以二十四节气对应的花卉工笔画作为插图，简要介绍节气花卉的性味、归经、药用功效等，同时介绍节气养生等实用内容。人也和花一样，要懂得感应四时变化，顺时调整作息饮食。这一节气过了，我们可以期待下一节气的花开，在季节和生命的轮回中，体悟到生生不息，获得对二十四节气更加深入的认知。面对人生亦如此，无论炎夏或寒冬，我们都可期待花开。

编　者

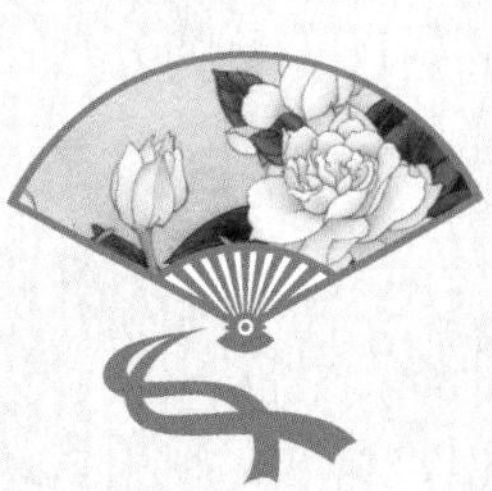

目录

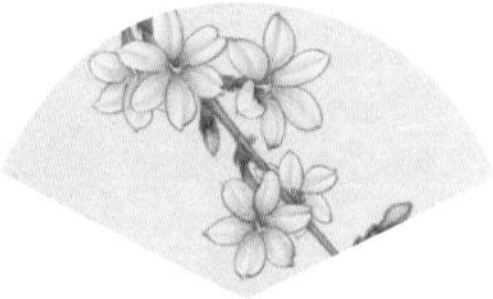

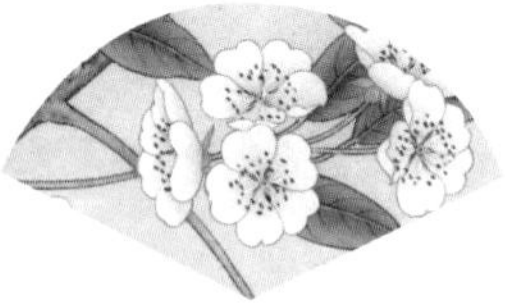

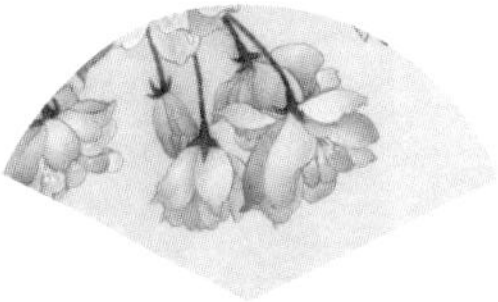

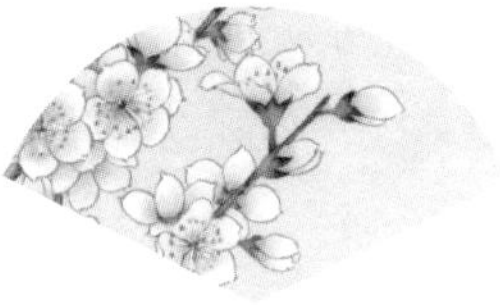

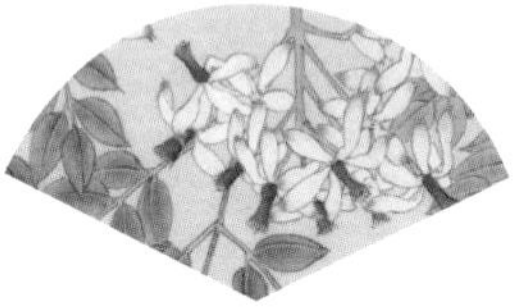

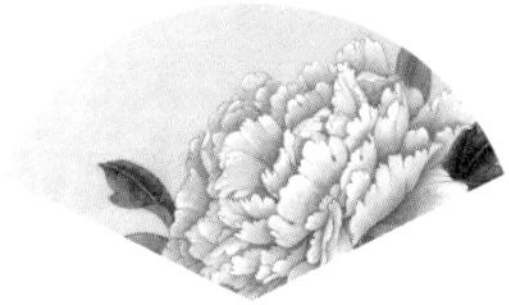

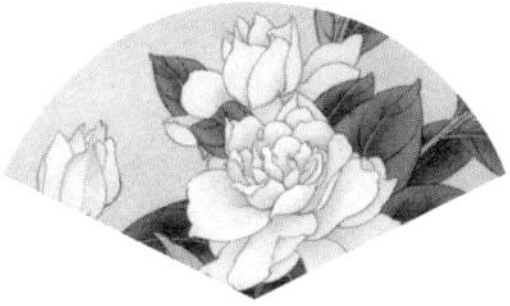

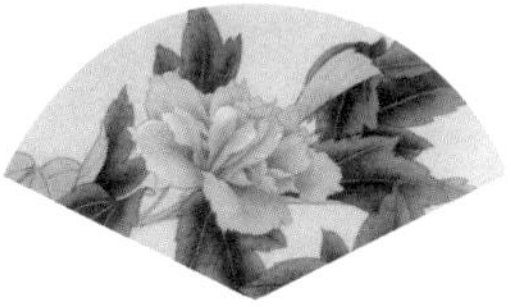

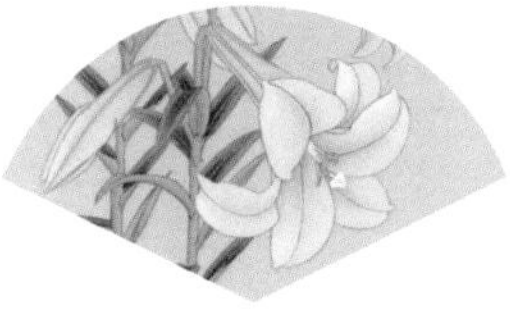

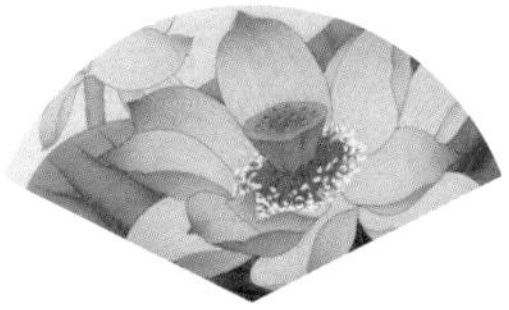

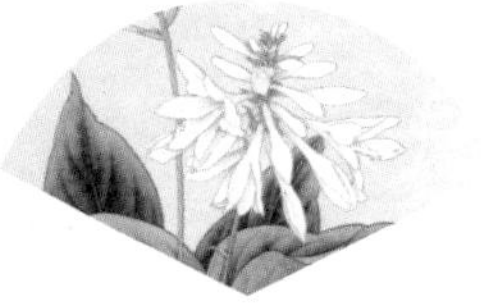

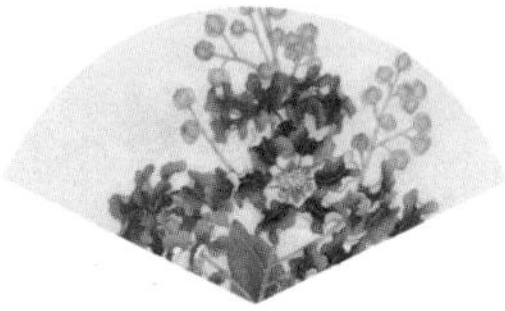

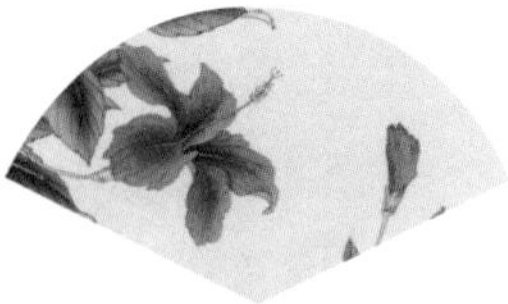

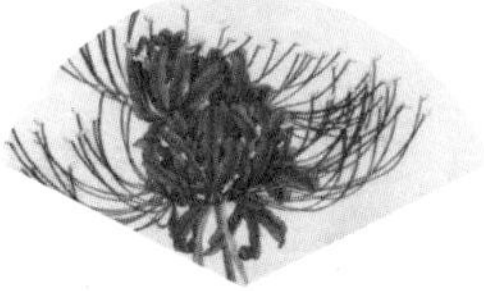

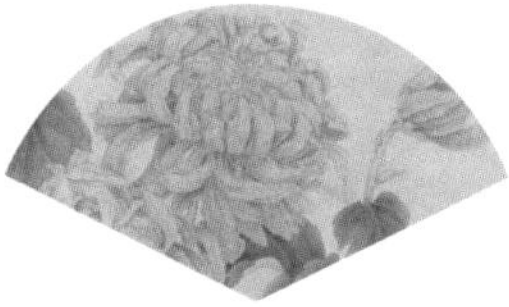

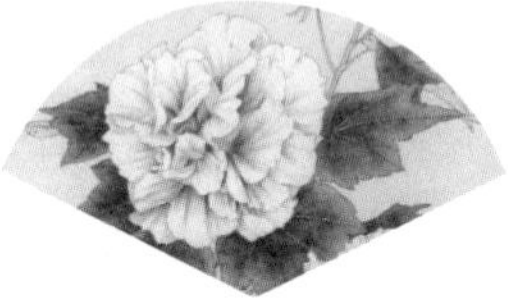

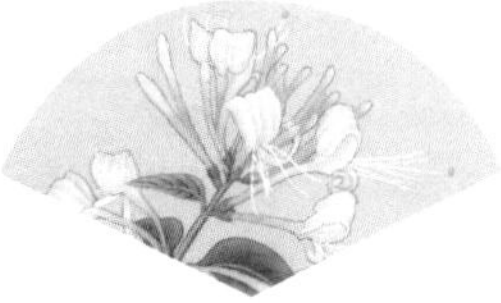

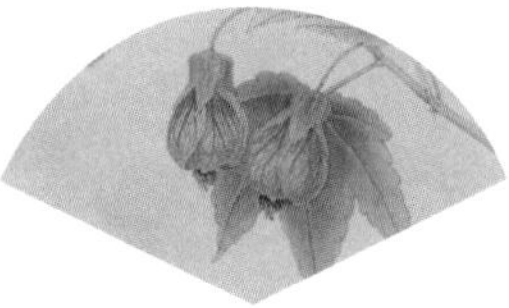

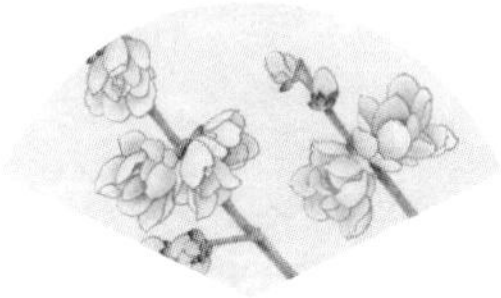

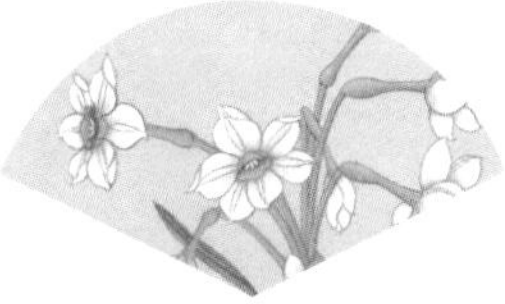

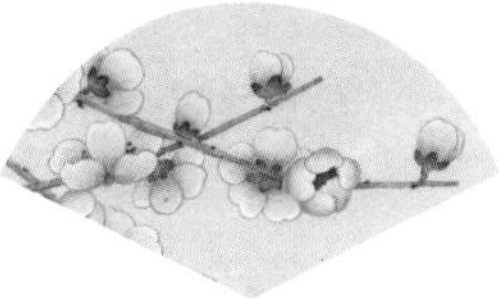

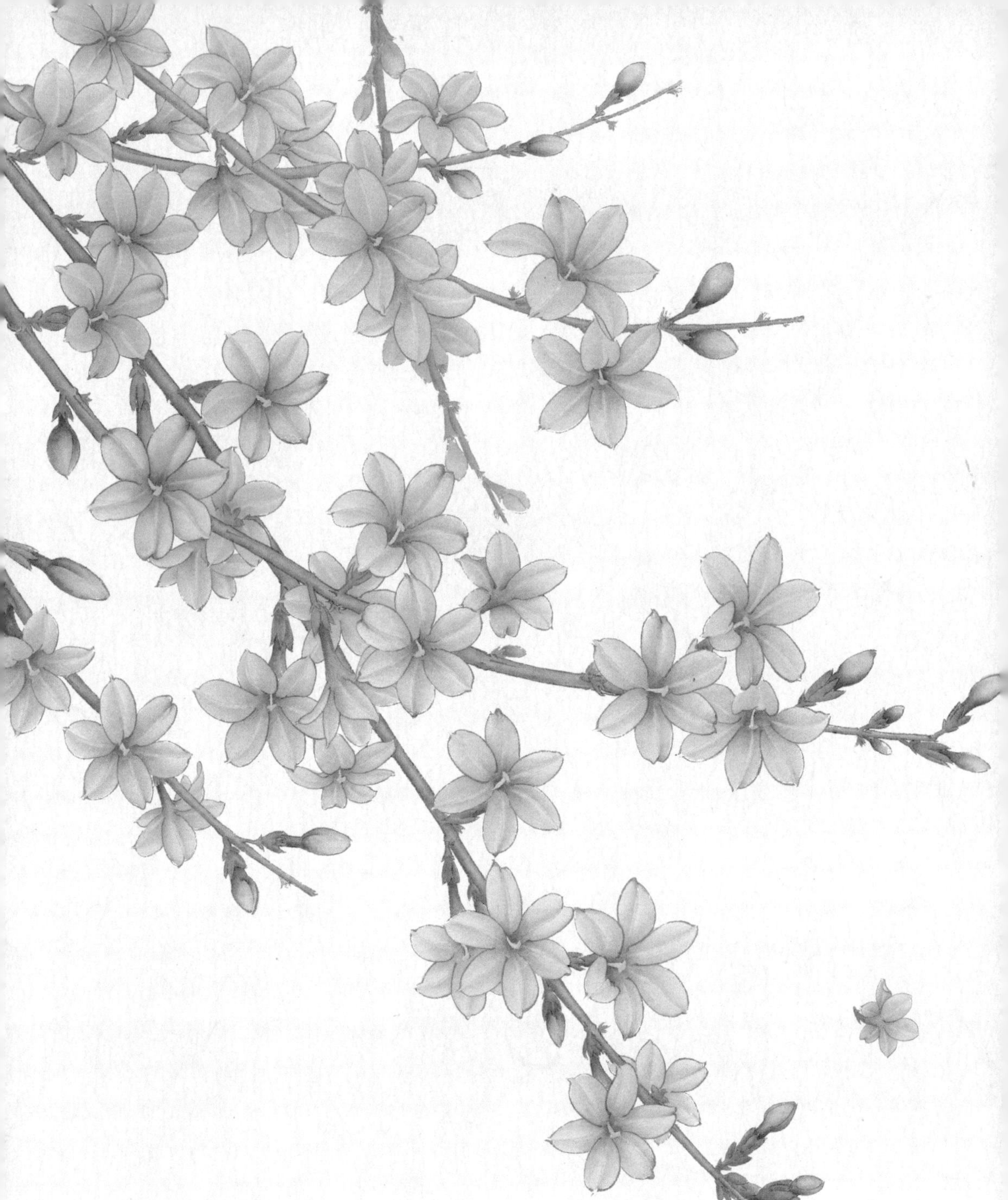

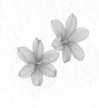

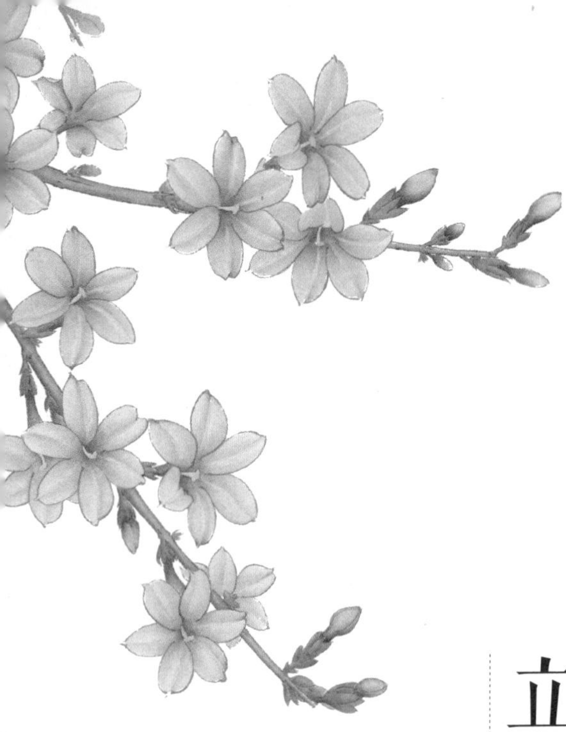

立春

2月3日或4日始

初候　东风解冻

二候　蛰虫始振

三候　鱼陟负冰

京中正月七日立春

唐·罗隐

一二三四五六七，
万木生芽是今日。
远天归雁拂云飞，
近水游鱼迸冰出。

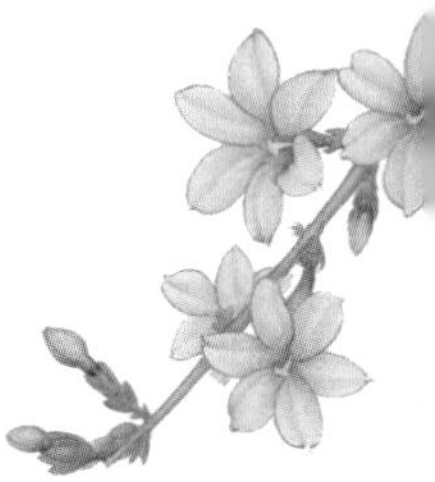

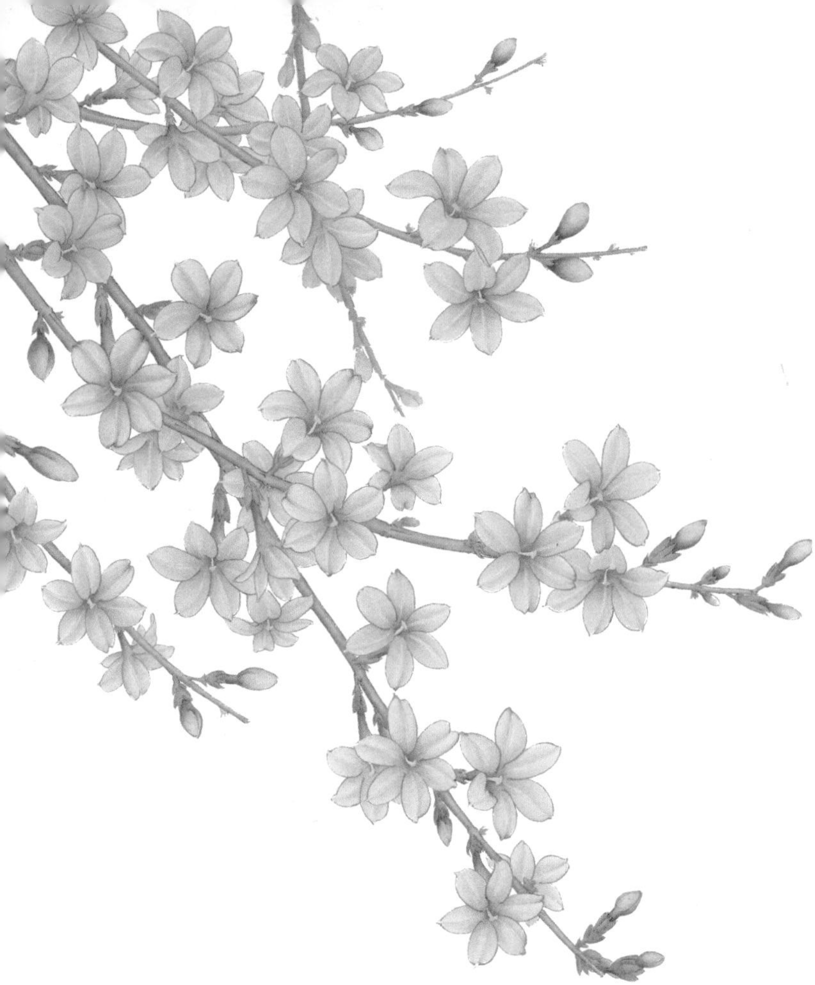

迎春花

宋・晏殊

浅艳侔莺羽，纤条结兔丝。
偏凌早春发，应诮众芳迟。

迎春花

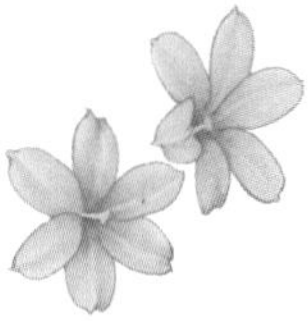

别　　名　金腰带、小黄花。

形　　态　花单生于去年生小枝叶腋；苞片小叶状，长3~8毫米；花梗长2~3毫米；花萼绿色，裂片5~6片，长4~6毫米，窄披针形；花冠黄色，径2~2.5厘米，花冠筒长0.8~2厘米，裂片5~6片，椭圆形。

花　　期　2—4月。

性味功效 叶：味苦，性平。解毒消肿，止血止痛。

花：味甘、涩，性平。清热利尿，解毒。

药　　用 第一方

主治：发热头痛。

方药：迎春花15克。

用法：水煎服。

第二方

主治：小便热涩作痛。

方药：迎春花15克，车前草18克，灯心草9克。

用法：水煎，分2～3次服。

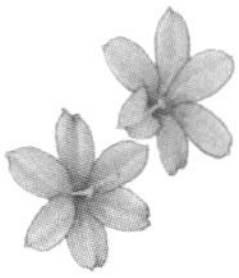

第三方

主治：创伤出血。

方药：迎春花、叶适量。

用法：烘干，研细末，每用适量，撒伤口，加压止血。

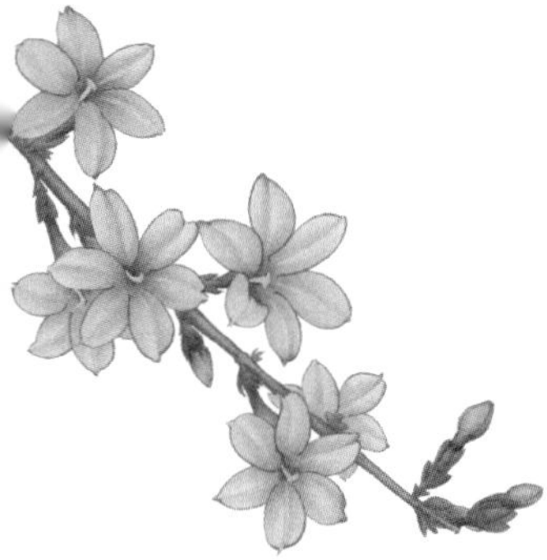

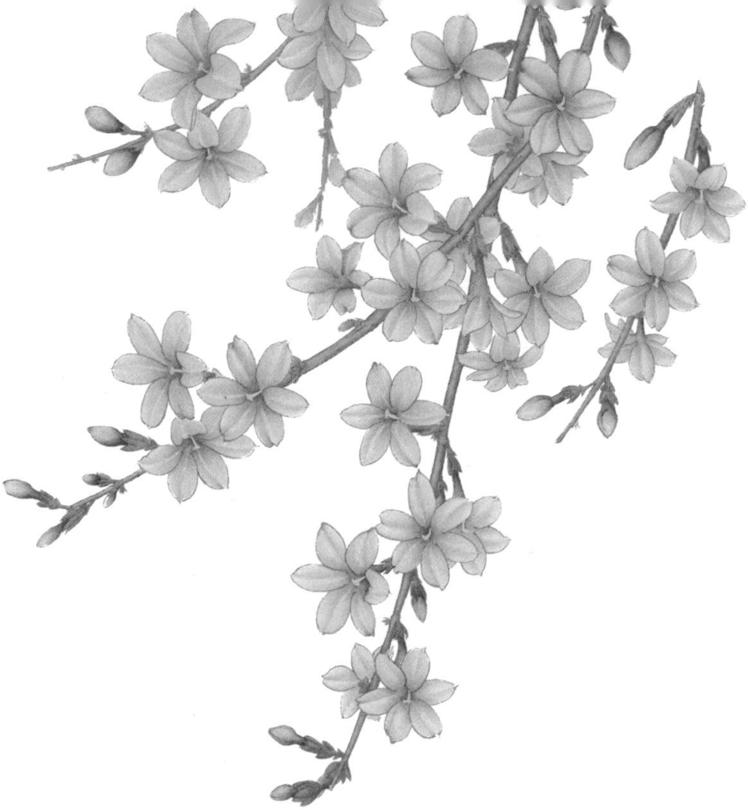

节气养生

立春护肝。立春之后自然界阳气上升，人体内阳气生发，新陈代谢增强。春属木，与肝相应。木性生发，肝主疏泄，性喜条达恶抑郁，如果心情抑郁，会导致肝气郁滞，影响肝脏疏泄，因此要保持心胸开阔，心情愉悦。宜食辛甘，不宜多酸；宜食生发之物；宜清淡，勿辛辣。

运动以慢运动为主，例如春游、放风筝、散步、慢跑、打太极等。宜拍打肺经，按摩肺经上的穴位，如中府、少商。

雨水

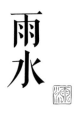

2月18日或19日始

初候　獭祭鱼

二候　候雁北

三候　草木萌动

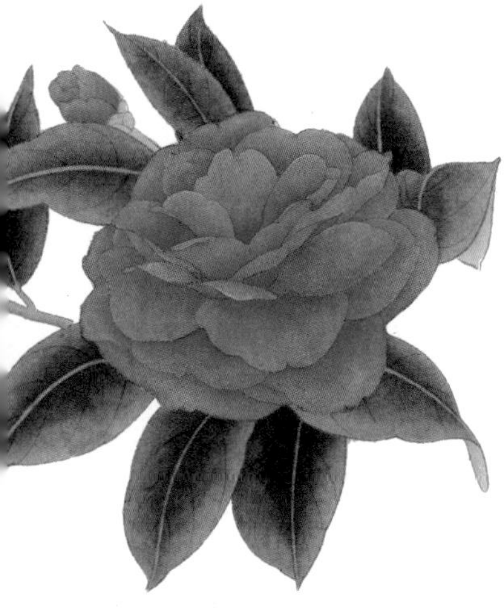

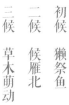

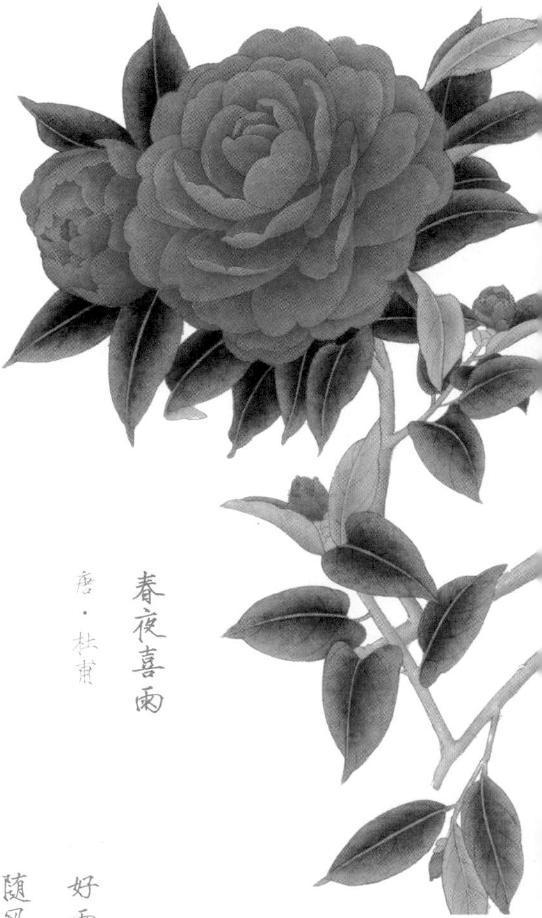

春夜喜雨

唐·杜甫

好雨知时节，当春乃发生。
随风潜入夜，润物细无声。
野径云俱黑，江船火独明。
晓看红湿处，花重锦官城。

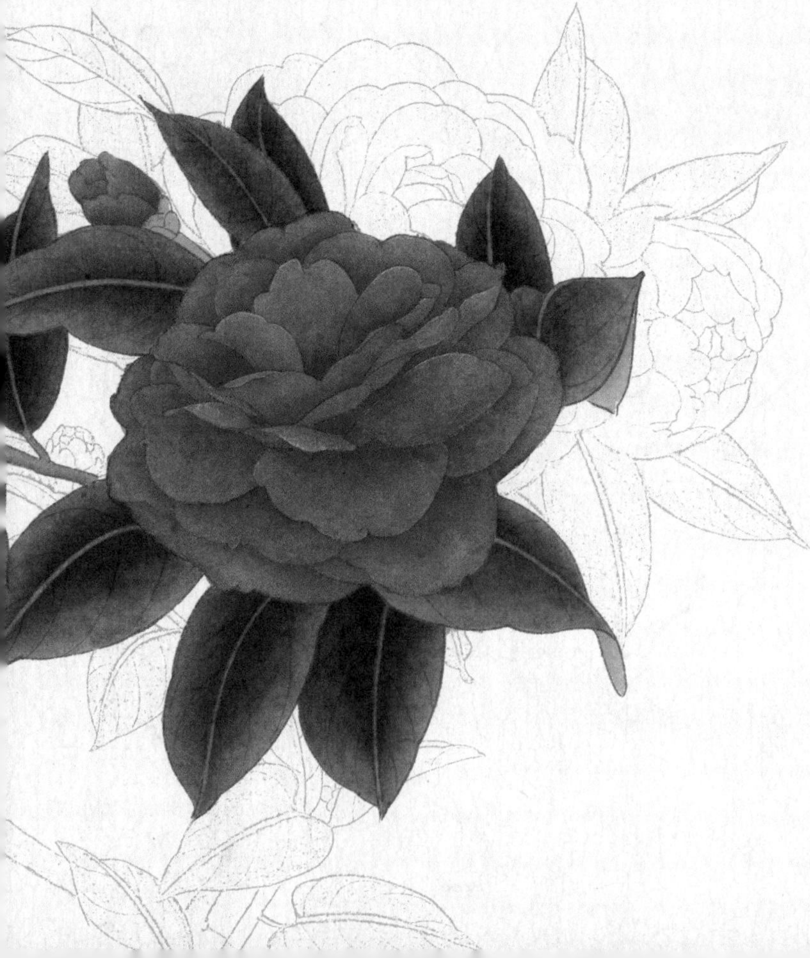

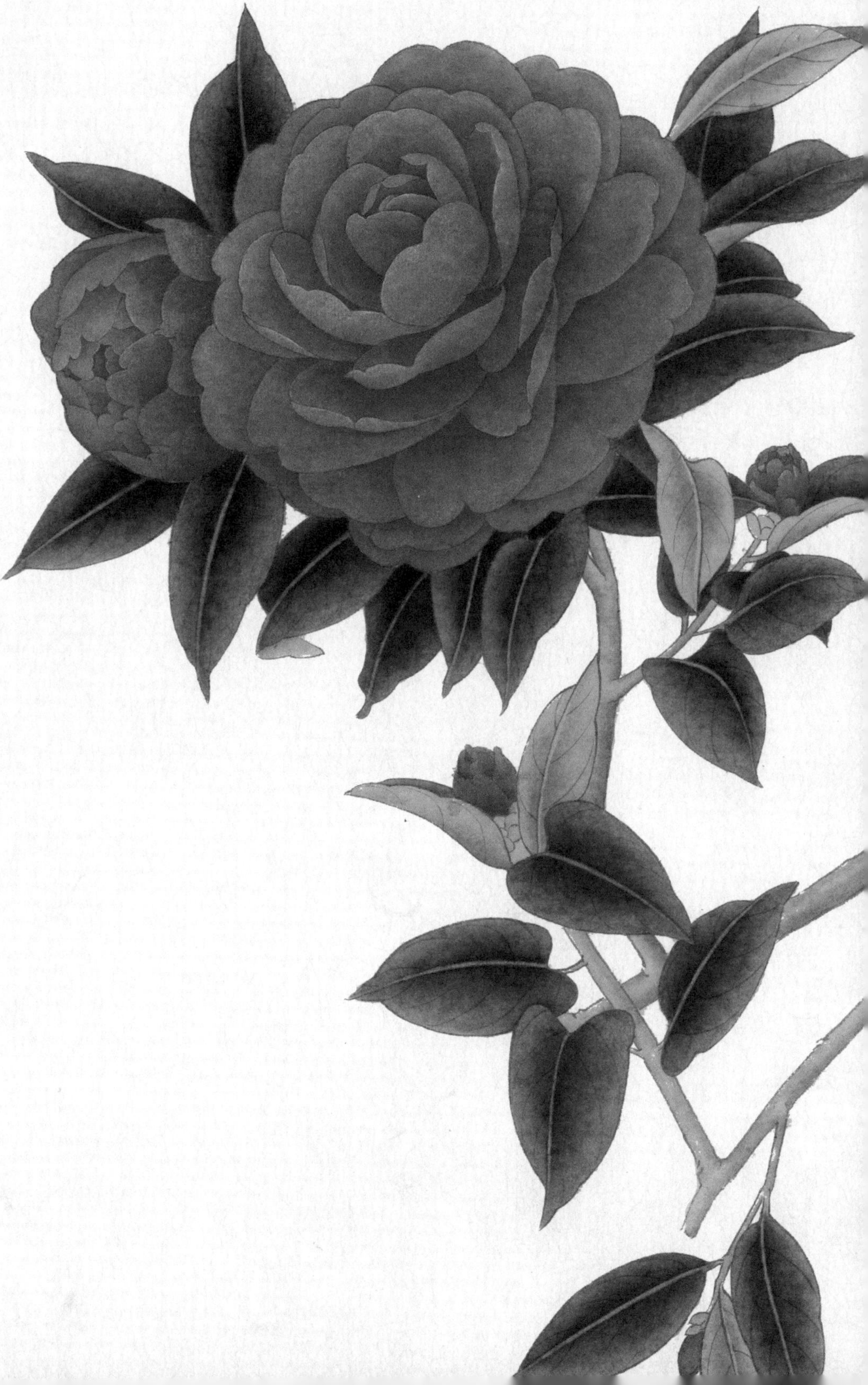

山茶

宋·陆游

雪裹开花到春晚，世间耐久孰如君？
凭阑叹息无人会，三十年前宴海云。

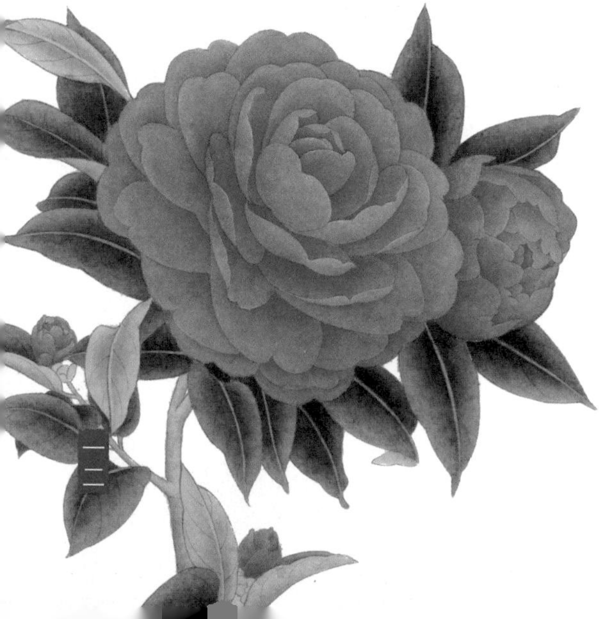

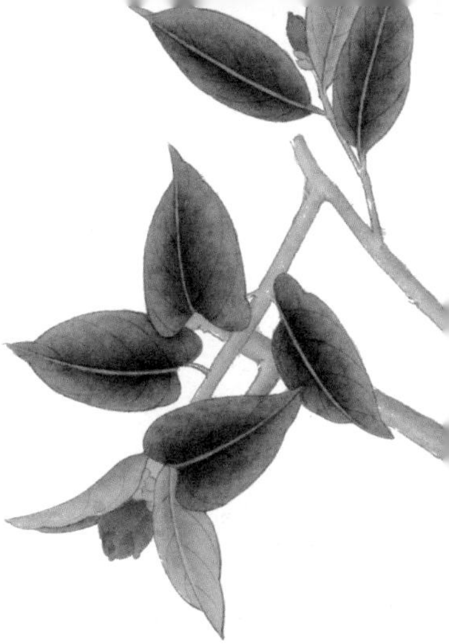

山茶花

别　　名　茶花。

形　　态　单花顶生及腋生，红色；花无梗；苞片及萼片10片，半圆形或圆形，长0.4~2厘米，被绢毛，脱落；花瓣6~7片，外层2片近圆形，离生，长2厘米，被毛，余5片倒卵形，长3~4.5厘米，基部连合8毫米，无毛；雄蕊3轮，长2.5~3厘米，外轮花丝筒长1.5厘米；子房无毛，花柱长2.5厘米，顶端3裂。

花　　期　10月—翌年5月，盛花期1—3月。

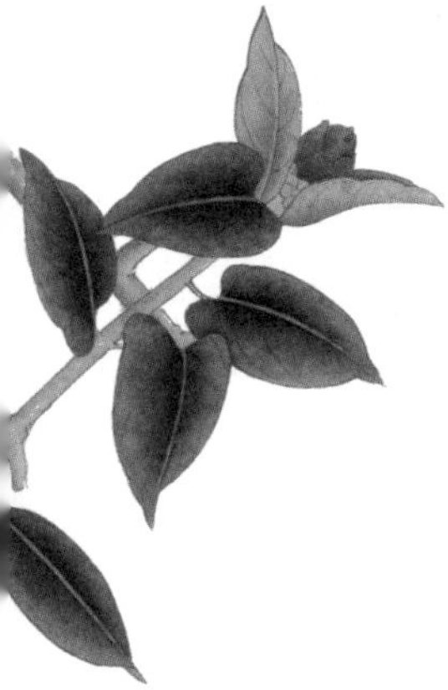

性味功效 花入药，味微辛、甘，性寒，凉血止血、散瘀。

药　　用 第一方

主治：痔疮出血。

方药：山茶花6克，地榆炭12克。

用法：水煎服，每日1剂，连服3~5天。

第二方

主治：小面积烫火伤。

方药：山茶花适量。

用法：烘干，研细末，麻油调涂伤处，每日3~5次。

节气养生

雨水节气昼夜温差较大，不要急于脱去冬衣，注意防寒保暖，夜卧早起，多到户外舒展身体。春天万物生发，肝气内应，养生之道在于养肝。可以适当艾灸，选取章门、太冲、足三里、中脘、天枢等穴位。雨量增多，寒湿之邪易困脾胃，因此雨水前后要固护脾胃。禁食狗肉、羊肉等温热性燥之物，忌油腻、生冷及刺激性食物。宜食甜，少食酸。宜食粥，宜进补。

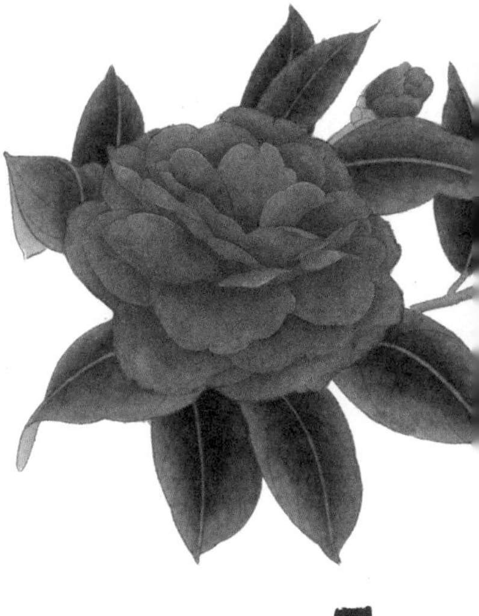

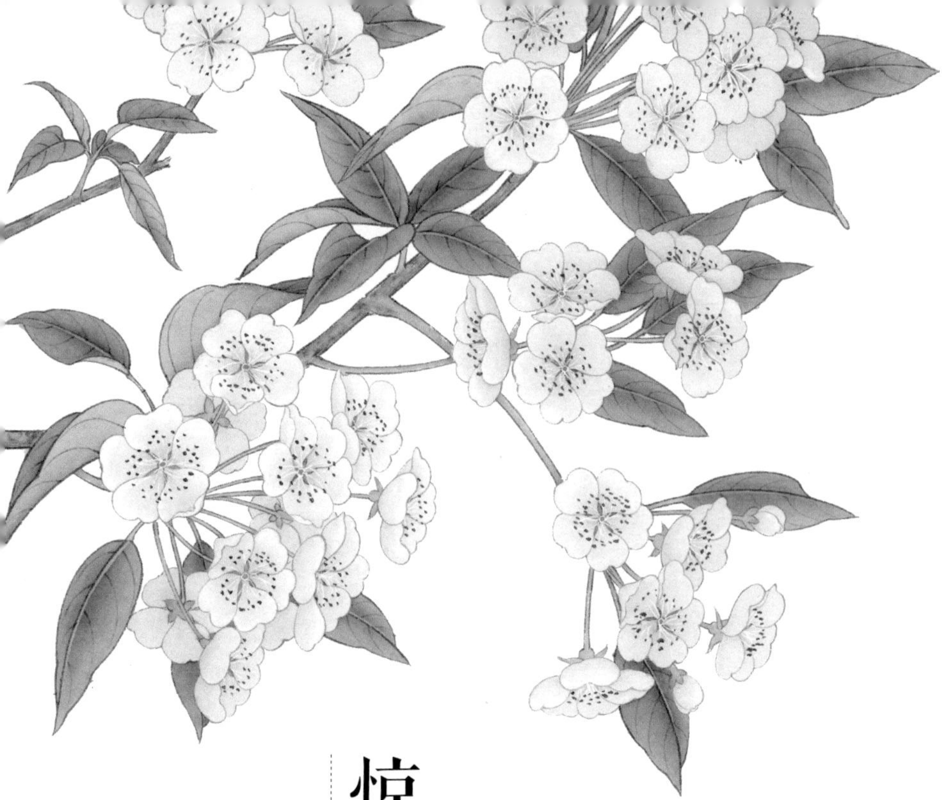

惊蛰

3月5日或6日始

初候　桃始华

二候　仓庚鸣

三候　鹰化为鸠

闻雷

唐·白居易

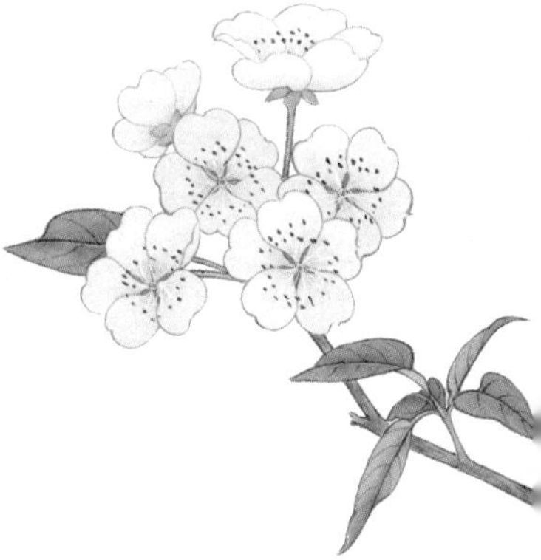

瘴地风霜早，温天气候催。
穷冬不见雪，正月已闻雷。
震蛰虫蛇出，惊枯草木开。
空馀客方寸，依旧似寒灰。

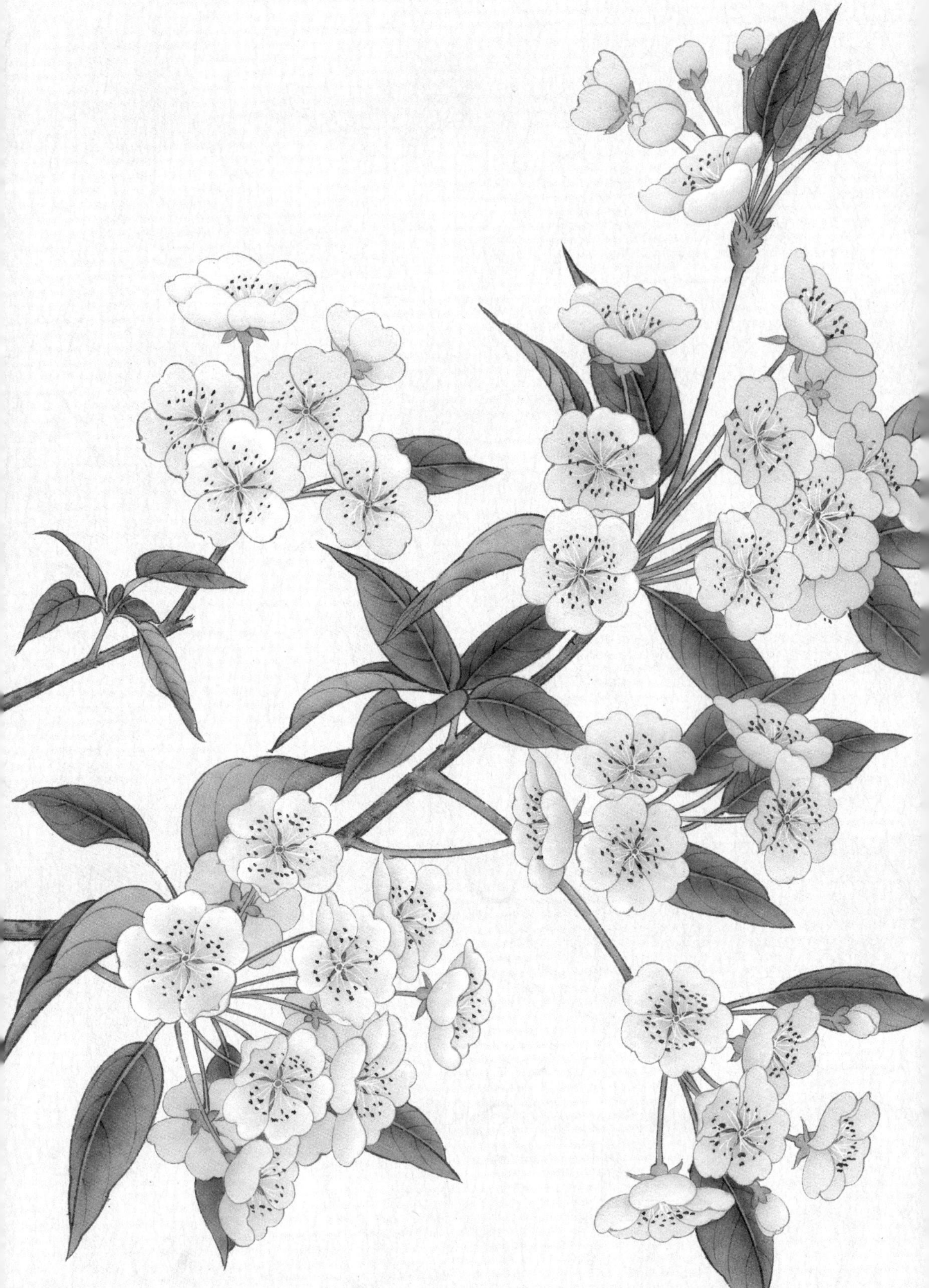

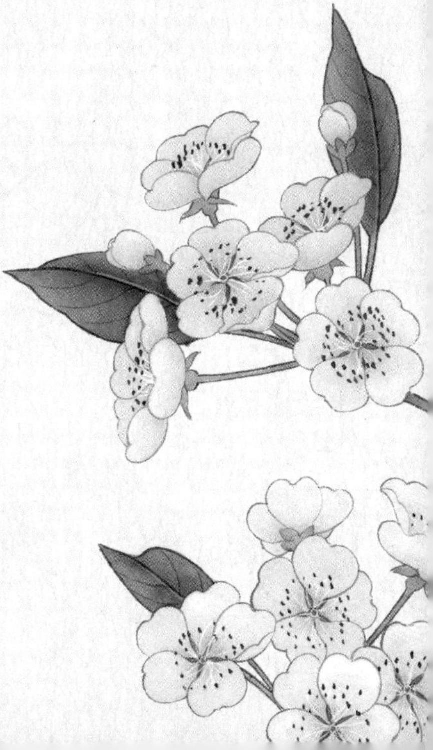

梨花

宋·陆游

开向春残不恨迟，绿杨窣地最相宜。

征西幕府煎茶地，一幅边鸾画折枝。

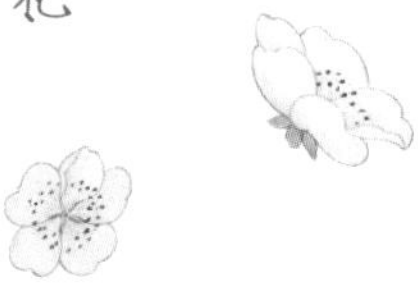

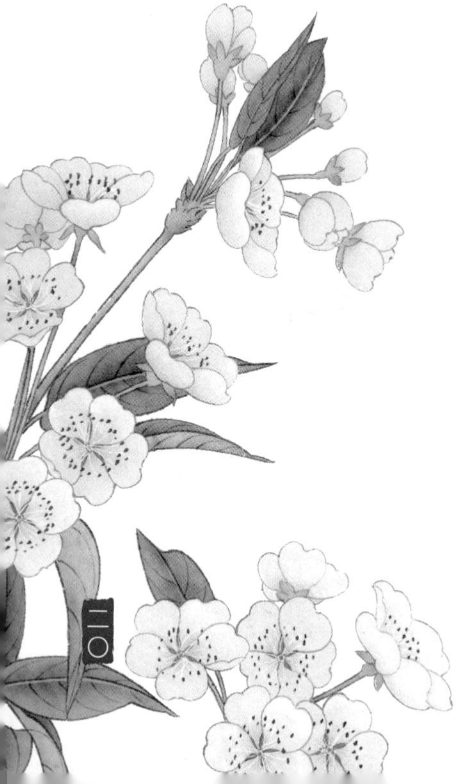

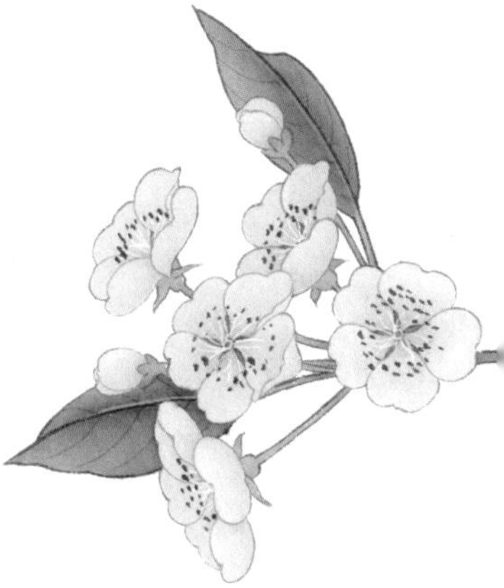

梨　花

别　　名　梨之花。

形　　态　春季开花，花色洁白，如同雪花，具有淡淡的香味。花先于叶开放或同时开放，伞形总状花序；萼片5片，反折或开展；花瓣5片，具爪，白色稀粉红色；雄蕊15~30枚，花药通常深红色或紫色；花柱2~5枚，离生，子房2~5室，每室有2枚胚珠。

花　　期　3—4月。

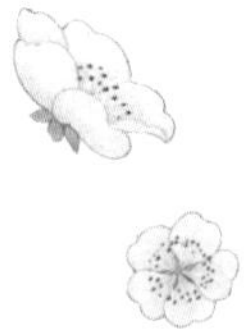

性味功效	性凉，味甘微酸；入肺、胃经。有润肺、化痰、止咳和解酒等功效。
药　　用	主治：面黑粉刺。 方药：梨花适量。 用法：做成面膜敷面。

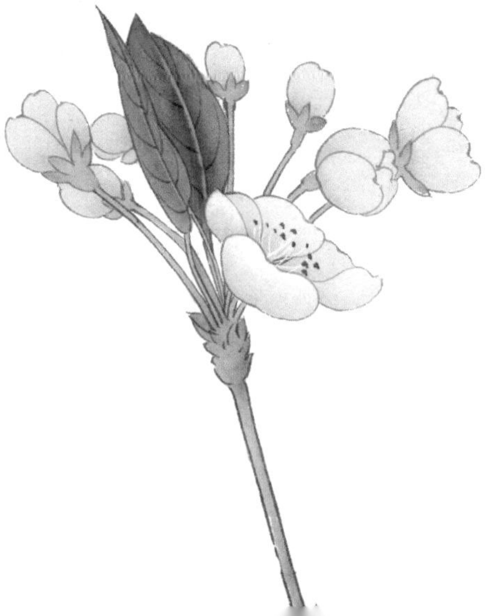

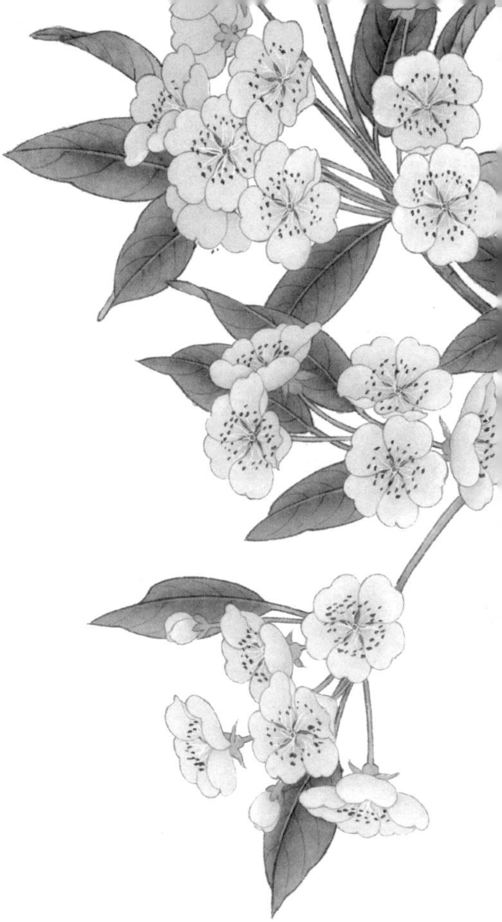

节气养生

惊蛰时节新陈代谢加速，要注意加强营养，及时补充维生素C，慎吃“发物”，如韭菜、香椿、春笋、牛羊肉等。惊蛰气温回暖明显，饮食应清淡，以保阴潜阳、清肝降火的食物为主。气候比较干燥，易口干舌燥、外感咳嗽，应注意润肺止咳、滋阴清热。梨性寒味甘，有养阴柔肝、润肺清热的功效，适宜此节气食用。少食动物脂肪类食物。应适量运动，不宜剧烈运动，可以多种运动结合，进行全面、均衡的锻炼。

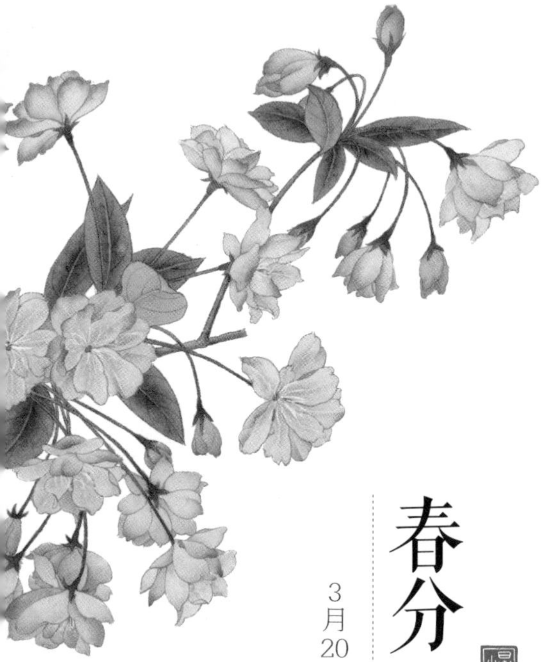

春分

3月20日或21日始

初候　玄鸟至

二候　雷乃发声

三候　始电

仲春郊外

唐·王勃

东园垂柳径，西堰落花津。
物色连三月，风光绝四邻。
鸟飞村觉曙，鱼戏水知春。
初晴山院里，何处染嚣尘。

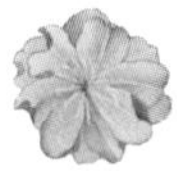

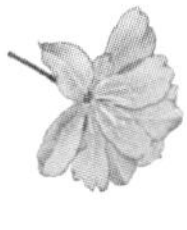

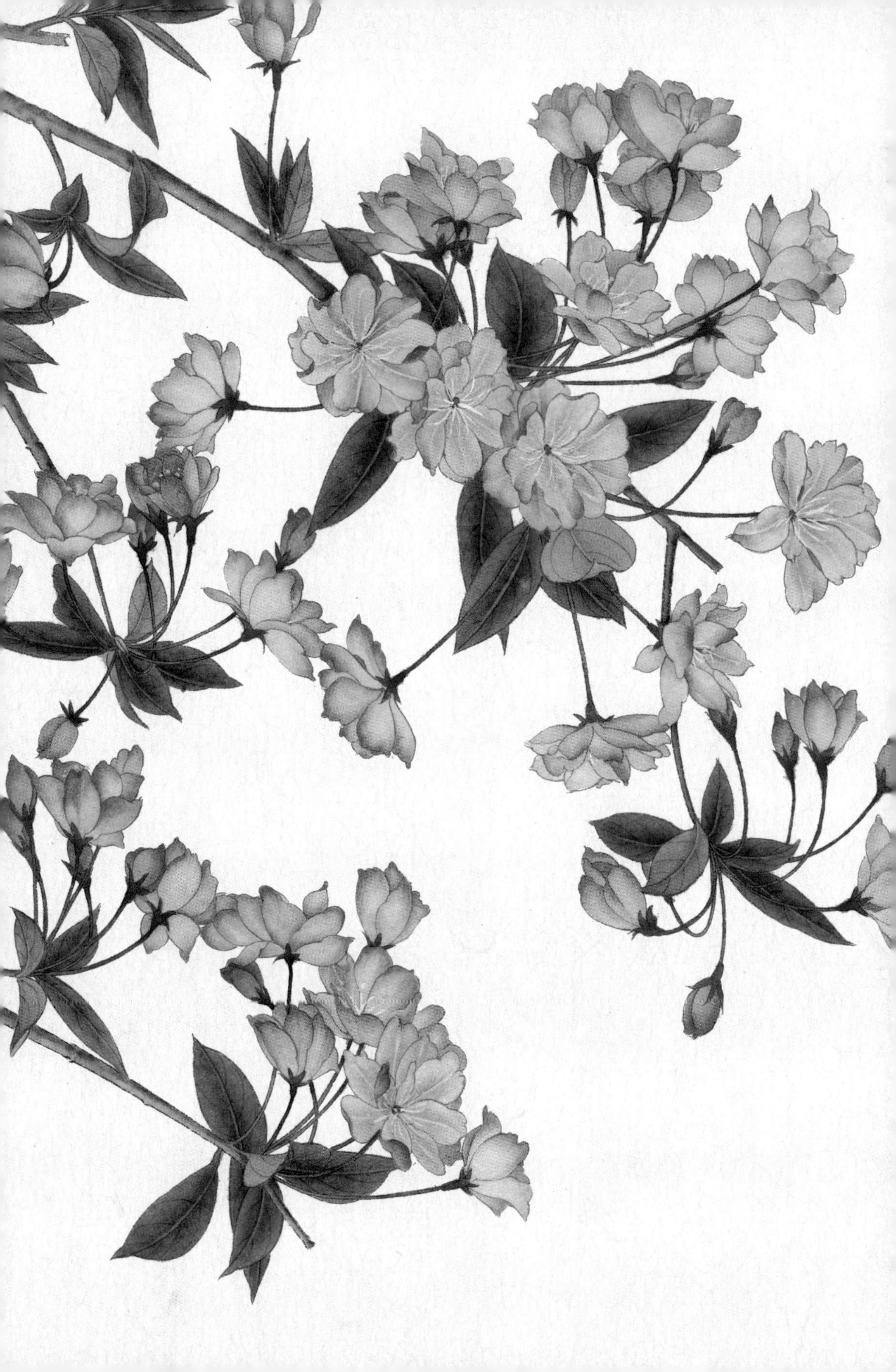

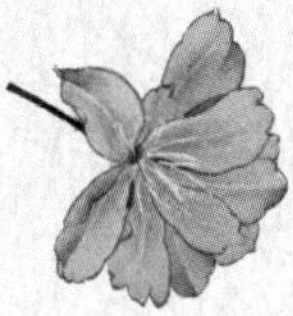
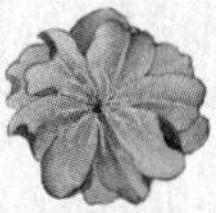

垂丝海棠

宋・杨万里

不关残醉未醒松，
不为春愁懒散中。
自是新晴生睡思，
起来无力对东风。

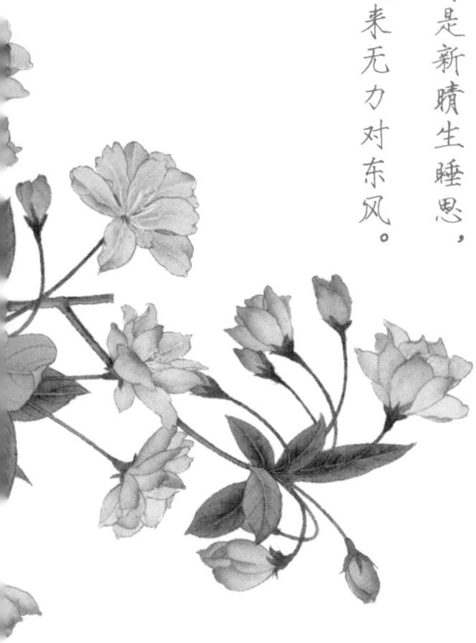

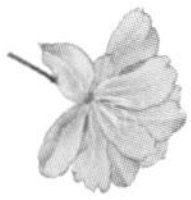

垂丝海棠

别　　名　海棠花、垂枝海棠。

形　　态　花4~6朵，组成伞房花序；花梗细弱，下垂，长2~4厘米，紫色，有稀疏柔毛；花径3~3.5厘米；被丝托外面无毛，萼片三角状卵形，长3~5毫米，先端钝，全缘，外面无毛，内面密被绒毛，与被丝托等长或稍短，花瓣常5数以上，粉红色，倒卵形，长约1.5厘米，基部有短爪；雄蕊20~25枚，约等于花瓣1/2；花柱4或5枚，基部有长绒毛；顶花有时无雌蕊。

花　　期　3—5月。

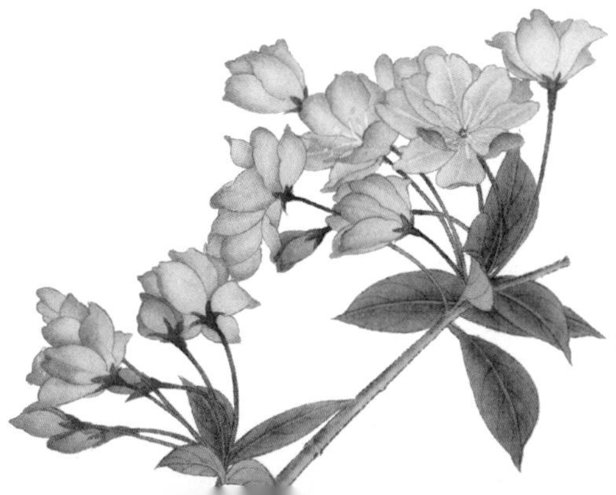

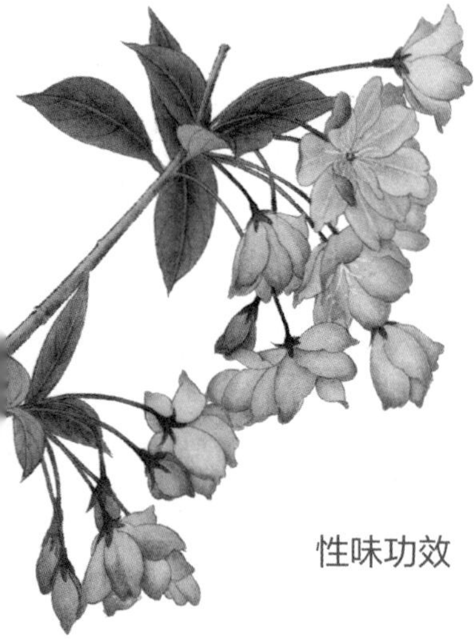

性味功效 味淡、苦，性平，有调经和血、治疗血崩的功效。

药　　用 主治：女性血崩，月经失调。

方药：垂丝海棠6~15克。

用法：浸泡一个小时后煎汤服用。

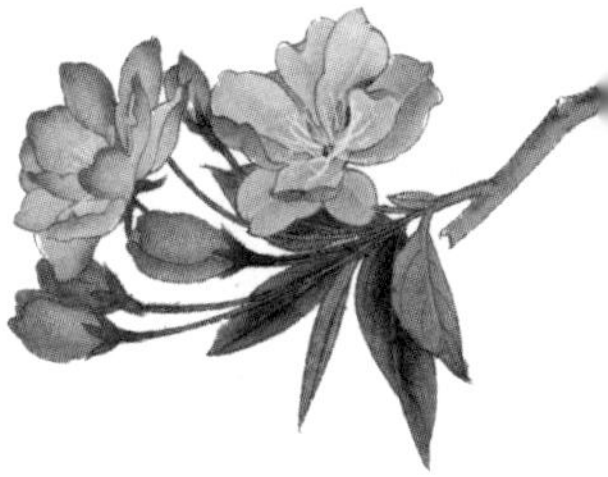

节气养生

春分时仍应注意养肝，协调肝的阴阳平衡。甘味食物能补肝益肾，如枸杞子、核桃、花生、大枣、桂圆。多吃时令蔬果，如有养阳功效的韭菜、豆芽、豆苗、莴苣等。“春分风不小，要防痛深扰。”春分时期风多、风大，少到户外受风，防止受凉。春分易五更泻，有此症状者若舌苔白、脉沉而弱、怕冷、腰以下发凉可以吃附子理中丸或金匮肾气丸，以温中扶阳。春分前后运动一定要适度，不宜剧烈运动，以免大汗淋漓，损伤人体正气。

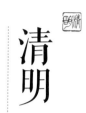

清明

4月4日或5日始

初候　桐始华

二候　田鼠化为鴽

三候　虹始见

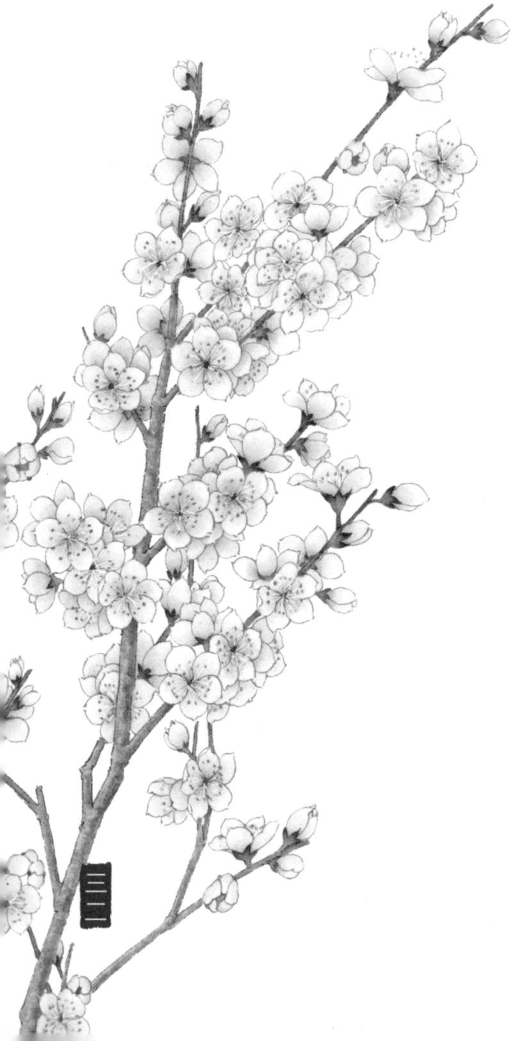

清明

唐·杜牧

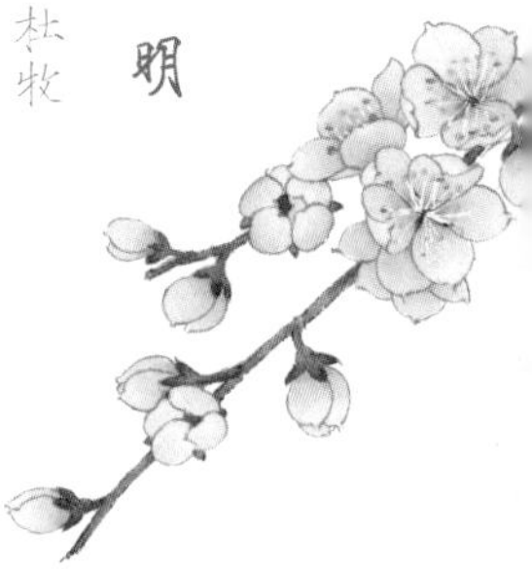

清明时节雨纷纷，路上行人欲断魂。
借问酒家何处有，牧童遥指杏花村。

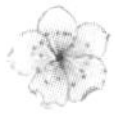

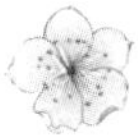

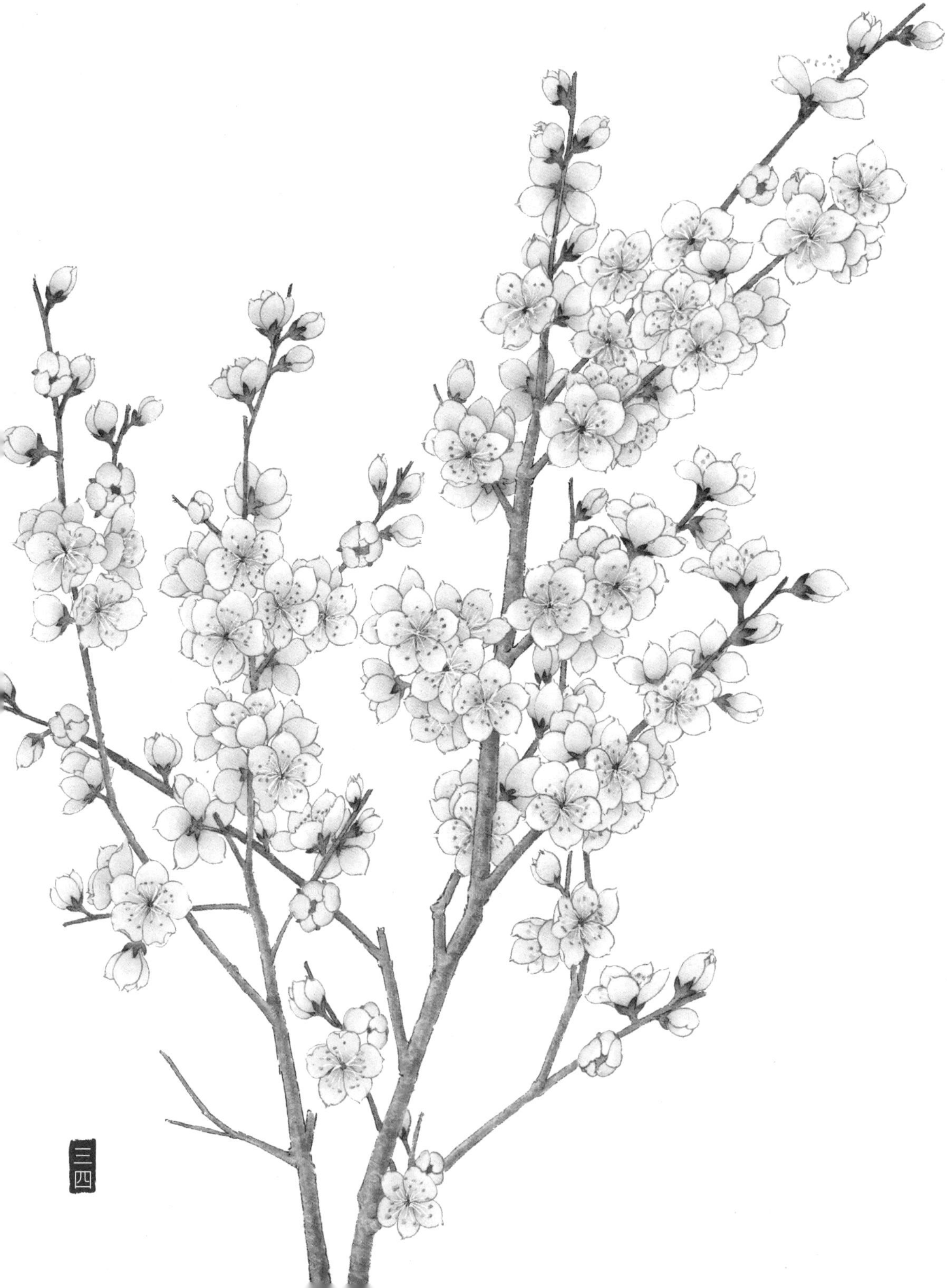

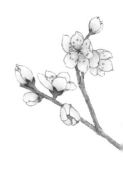

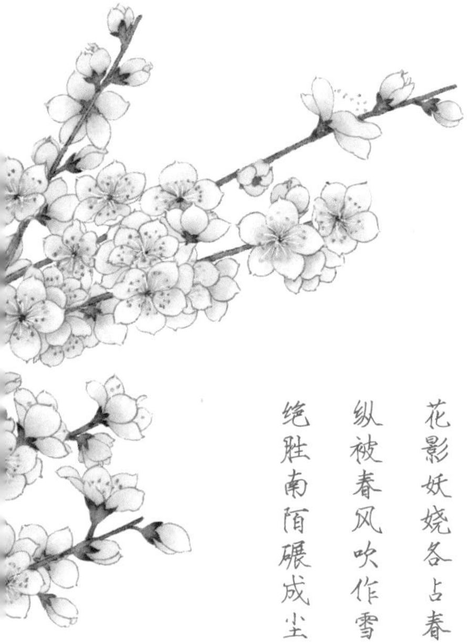

北陂杏花

宋·王安石

一陂春水绕花身，
花影妖娆各占春。
纵被春风吹作雪，
绝胜南陌碾成尘。

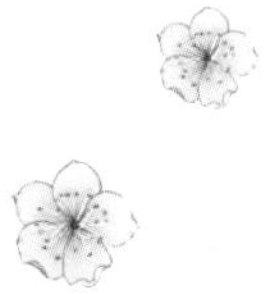

杏　花

别　　名　杏子。

形　　态　花单生，径2~3厘米，先叶开放；花梗长1~3毫米，被柔毛；花萼紫绿色，萼筒圆筒形，基部被柔毛，萼片卵形或卵状长圆形，花后反折；花瓣圆形或倒卵形，白色带红晕；花柱下部具柔毛。

花　　期　4—5月。

性味功效　味苦，性温。活血化瘀。

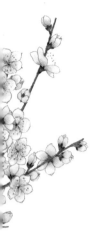

药　　用　第一方

主治：不孕；肢体痹痛，手足逆冷。

方药：杏花6~9克。

用法：煎汤口服。

第二方

主治：痤疮。

方药：杏花、桃花适量，各等份。

用法：用矿泉水浸泡一周，用此水洗脸，每日早晚各1次，连续使用。

第三方

主治：色斑。

方药：杏花、桃花、梨花、黄瓜花各30克，皆为干品。

用法：上药一同研成细末，调入面霜中，用此搽脸。

第四方

主治：黄褐斑。

方药：鲜杏花、鲜桃花、鲜柿叶各100克，补骨脂30克。

用法：上药晒干研末，再用适量鲜芝麻油，调成稀糊状，装于瓶中。每晚睡前涂患处，第二天清晨洗去。连续使用数周。

节气养生

清明时节，气候潮湿，容易使人疲倦嗜睡。要注意天气变化，增减衣服，预防呼吸道传染病。忌食“发物”，如海鱼、海虾、海蟹、竹笋、羊肉、公鸡等易令人动风生痰、发毒助邪之品。多食养肝养肺的食品，如荠菜、菠菜、山药等。高血压在此节气易发，避免情绪激动，避免剧烈运动。清明节前后气候变化多端，早晚温差大，应随时增减衣物。清明节是祭祀节日，祭祀扫墓、缅怀先人时，容易情绪低落抑郁，诱发精神疾病，应注意调适情绪，开展一些户外活动，例如踏青、放风筝。

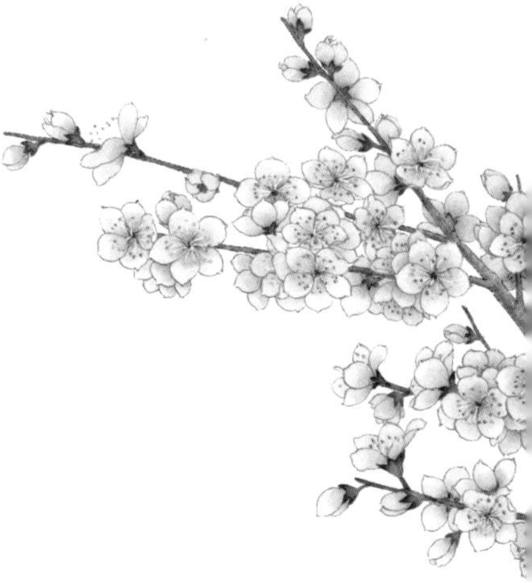

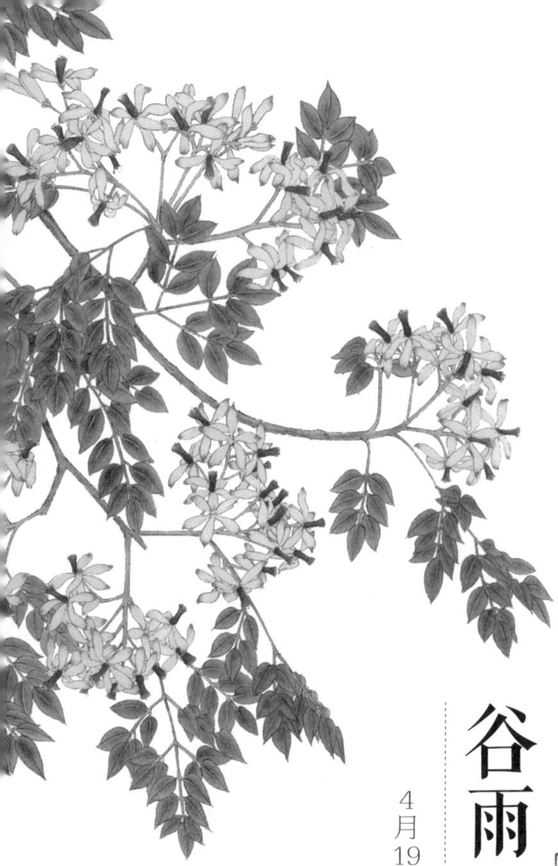

谷雨

4月19日或20日始

初候　萍始生

二候　鸣鸠拂羽

三候　戴胜降于桑

七言诗

清·郑板桥

不风不雨正晴和，翠竹亭亭好节柯。
最爱晚凉佳客至，一壶新茗泡松萝。
几枝新叶萧萧竹，数笔横皴淡淡山。
正好清明连谷雨，一杯香茗坐其间。

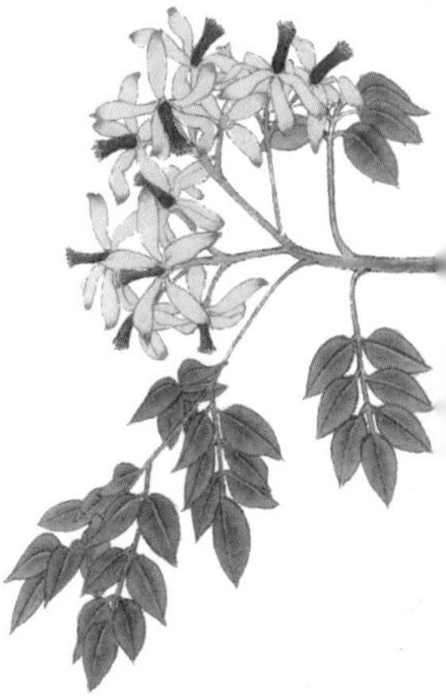

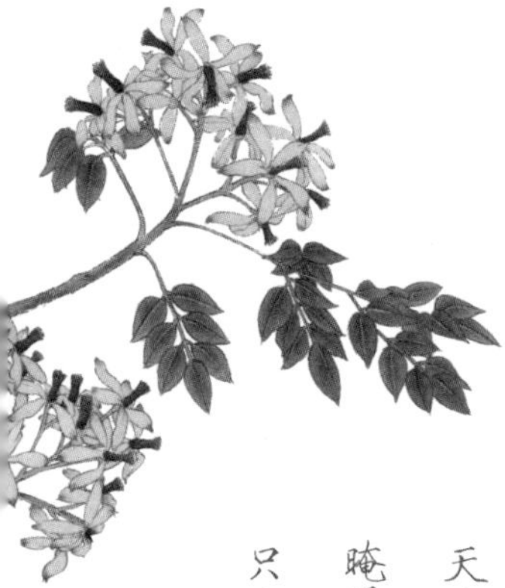

苦楝花

唐·温庭筠

院里莺歌歇，墙头蝶舞孤。
天香薰羽葆，宫紫晕流苏。
晻暧迷青琐，氤氲向画图。
只应春惜别，留与博山炉。

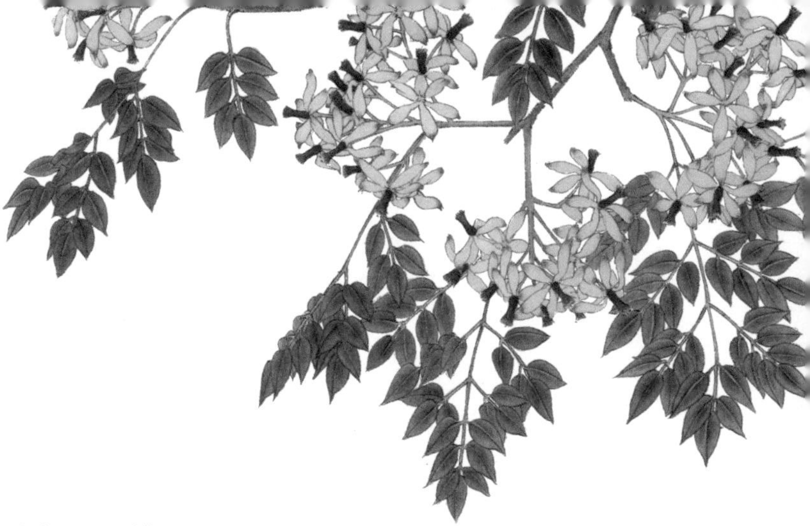

楝　花

别　　名　苦楝。

形　　态　花芳香；花萼5深裂，裂片卵形或长圆状卵形；花瓣淡紫色，倒卵状匙形，长约1厘米，两面均被毛；花丝筒紫色，长7～8毫米，具10窄裂片，每裂片2～3齿裂，花药10枚，着生于裂片内侧；子房5～6室。

花　　期　4—5月。

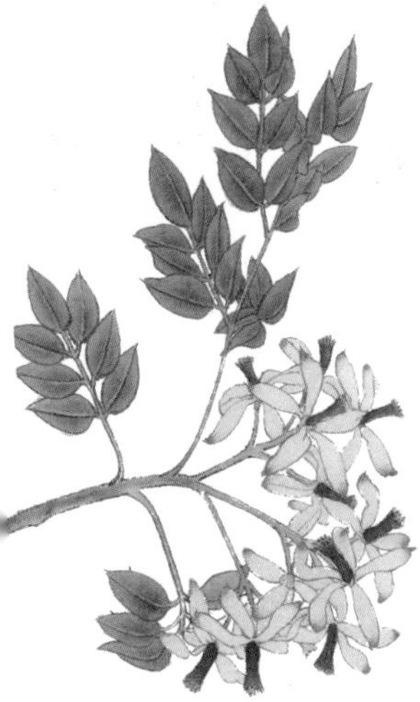

性味功效　味苦，性寒，有小毒。美容增色，疏肝行气止痛。

药　　用　主治：肝郁不舒。

方药：楝花适量、白酒适量。

用法：取上等白酒一坛，将楝花晒干，放入酒坛中，加白酒，以酒浸没楝花为度，加盖密封，浸泡30日之后启封，取药酒饮用。取药酒时，将楝花放回酒坛，药酒饮完后可留取已浸1次的楝花，加适量白酒，再浸45日，作为第二次药酒。

节气养生

谷雨节气开始，降水量会大增，天气比较潮湿，此时也是阳气生发正旺的时候，因此气血补养很关键。除了早睡早起、平心静气以养肝外，可选择静中有动的太极拳。此节气适合敲打胃经进行保健，胃经的特点是多血多气，称为“长寿经”。饮食方面要注意健脾祛湿，多吃一些祛湿利水的食物，如赤豆、黑豆、薏苡仁、山药、冬瓜等。城市早晨空气中的二氧化碳含量很高，因此建议清晨先进行室内运动，日出后再外出活动。

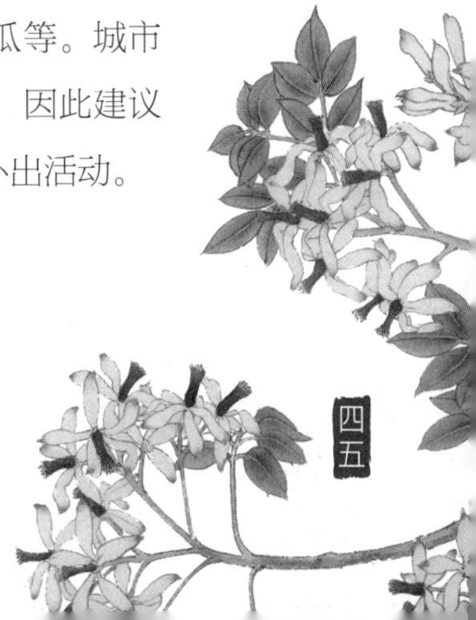

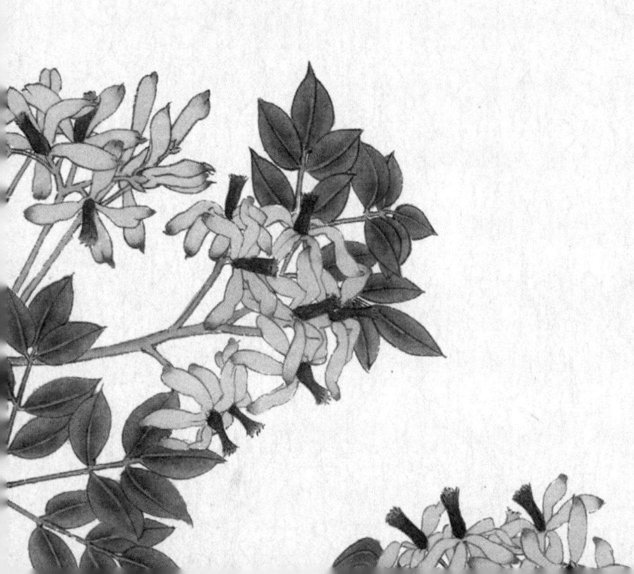

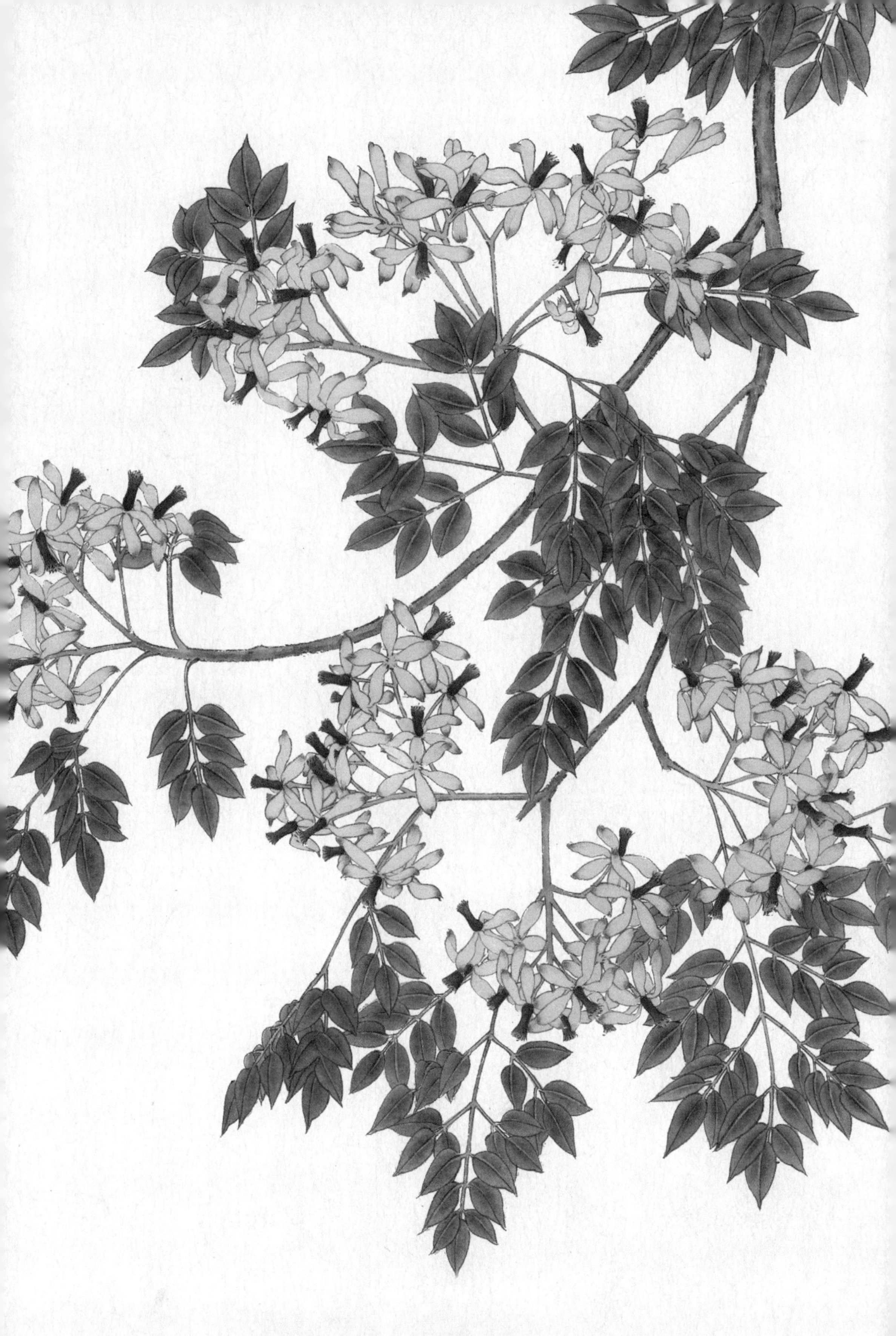

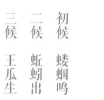

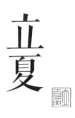

立夏

5月5日前后始

初候　蝼蝈鸣

二候　蚯蚓出

三候　王瓜生

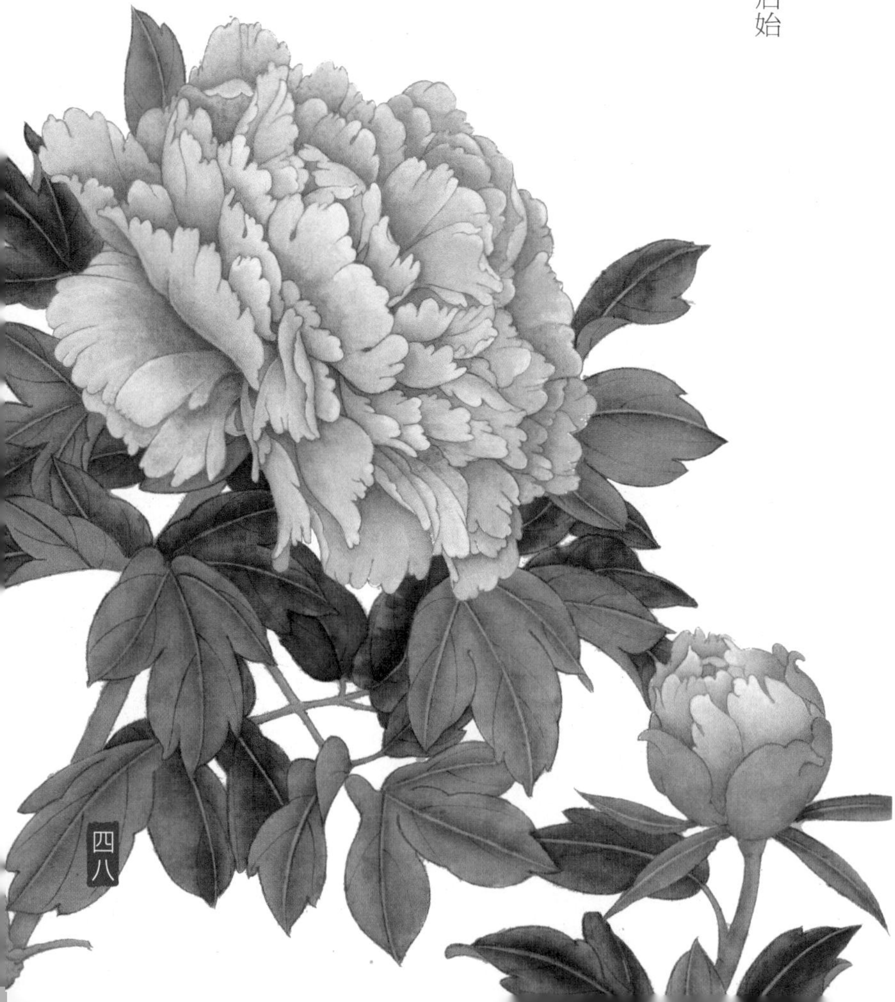

小池

宋・杨万里

泉眼无声惜细流，
树阴照水爱晴柔。
小荷才露尖尖角，
早有蜻蜓立上头。

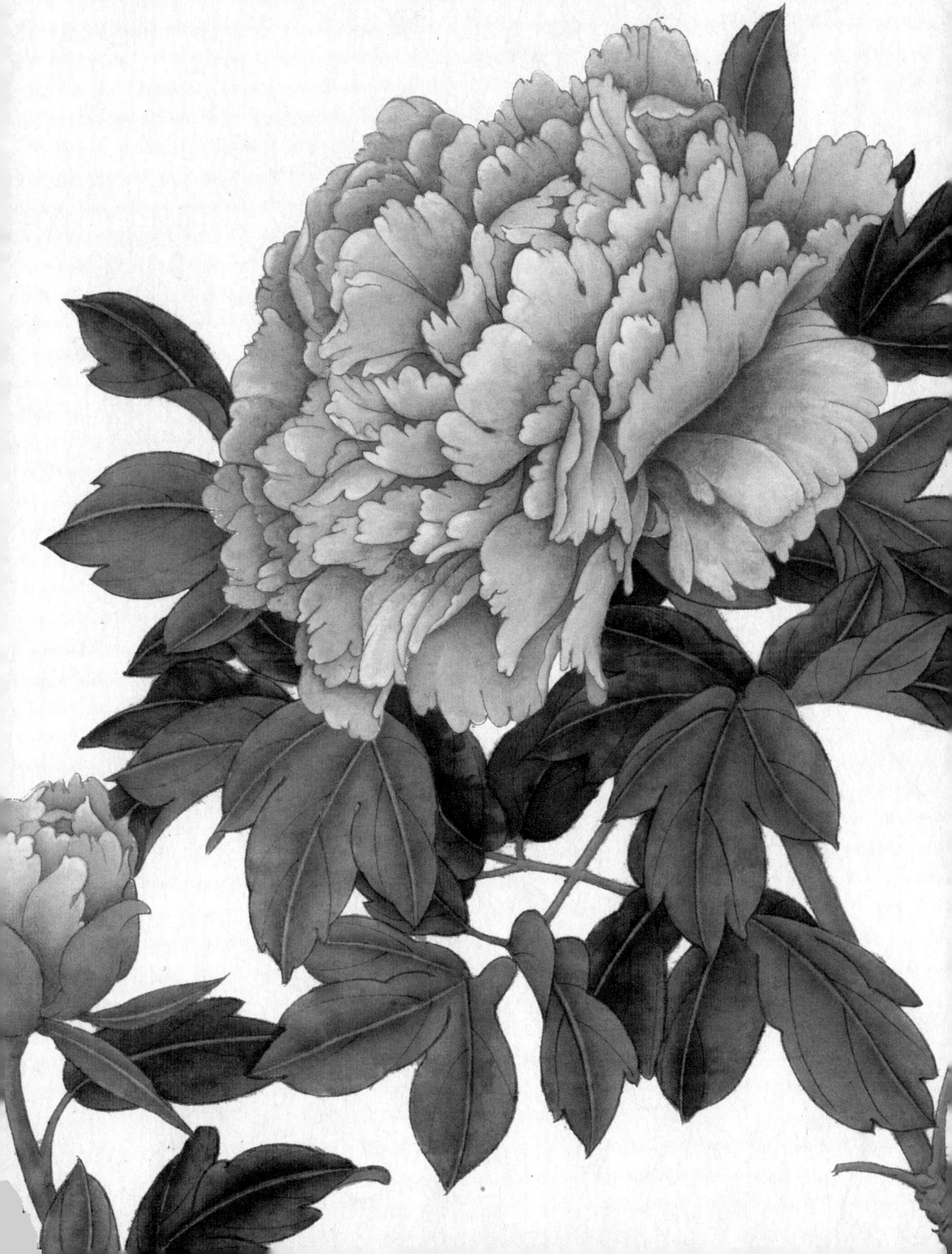

赏牡丹

唐·刘禹锡

庭前芍药妖无格，池上芙蕖净少情。
唯有牡丹真国色，花开时节动京城。

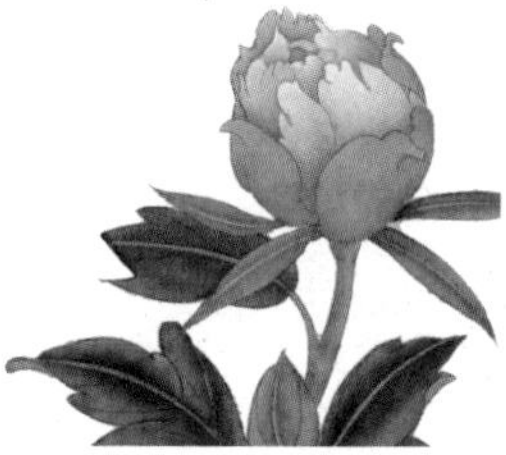

牡丹花

别　　名　鼠姑、鹿韭、白茸、木芍药、百雨金、洛阳花、富贵花。

形　　态　花单生枝顶，苞片5片，萼片5片，花瓣5片，或为重瓣，玫瑰、红紫或粉红色至白色，倒卵形；心皮5片，稀更多，密生柔毛。

花　　期　5—10月。

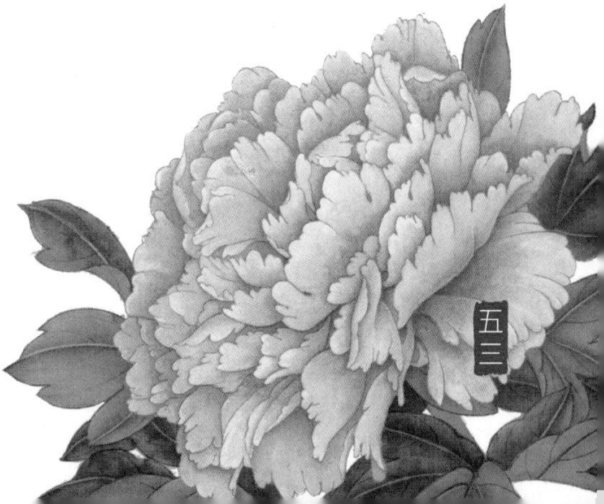

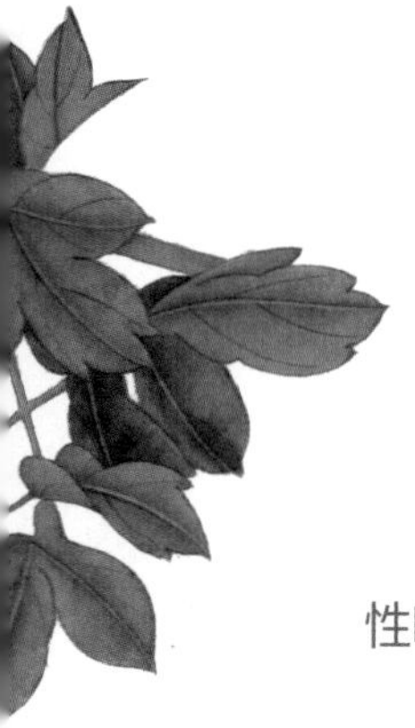

性味功效 味酸、涩，性温。活血止血、祛瘀止痛。

药　　用 主治：妇女月经不调，行经腹痛。

方药：干牡丹花3~6克。

用法：煎汤，内服。

节气养生

入夏后，天气逐渐变热。夏季养生的关键在于“清”，适宜午睡，午睡时间不宜过长。午睡应在午餐半小时后开始，否则会影响消化机能。午睡后头昏、头痛、心悸的人不宜午睡。饮食方面要注重补血养心，适量摄入苦味食物。因为立夏时节容易心火旺盛，宜食红色食品，例如红豆、大枣、枸杞子、山楂等；还宜食苦瓜、荷叶、苦菜等苦味食物，多喝苦丁茶、银杏茶、绞股蓝茶等苦味茶。夏季运动要注意及时更换汗湿衣物，避免着凉感冒；禁止在运动后吃冷饮，以免造成胃肠不适；不要在运动后马上用凉水冲澡，避免体温调节功能失调。

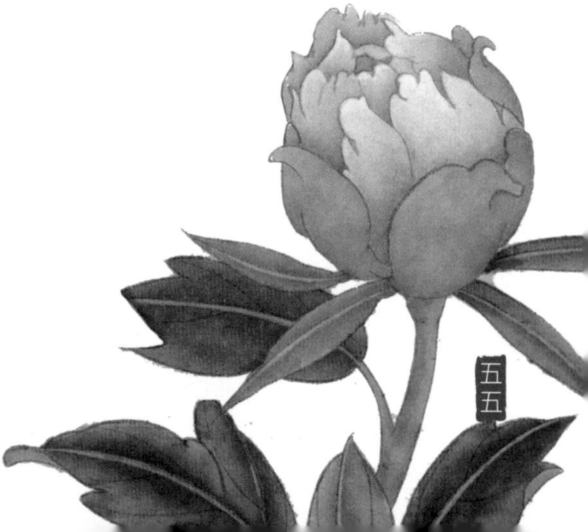

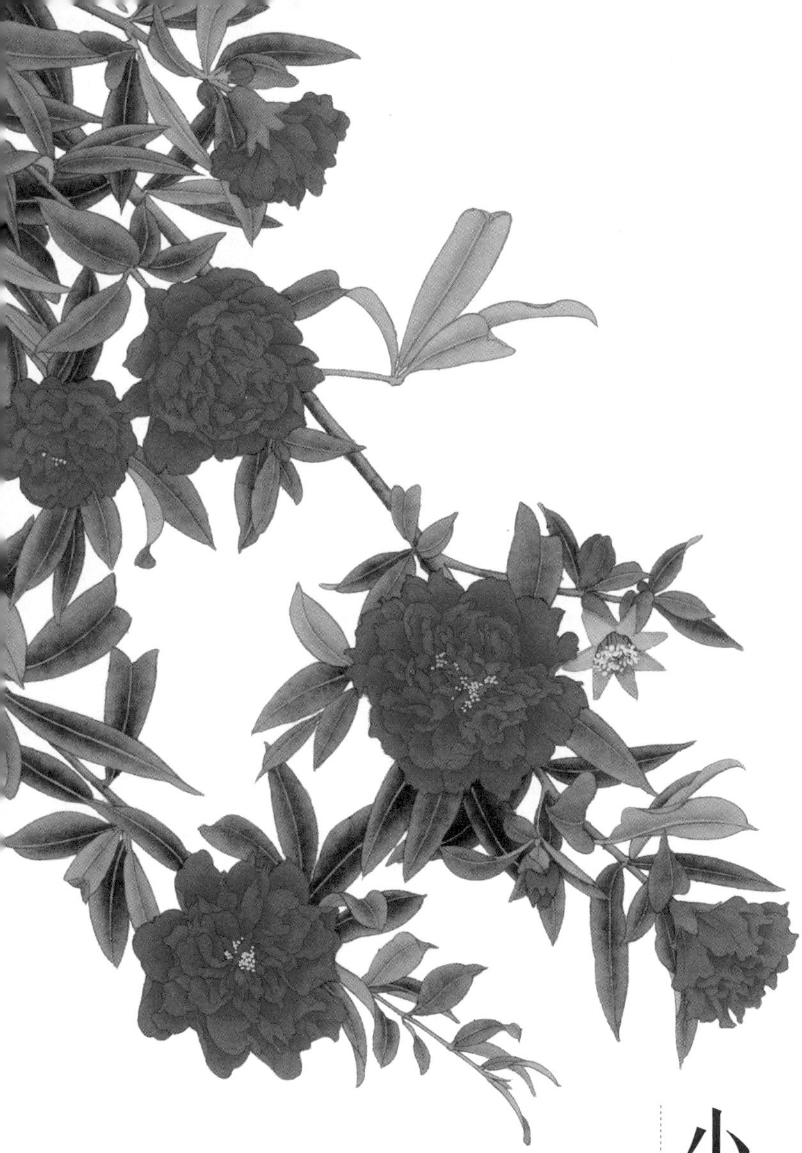

小满

小满

5月20日或21日始

初候　苦菜秀

二候　蘼草死

三候　麦秋至

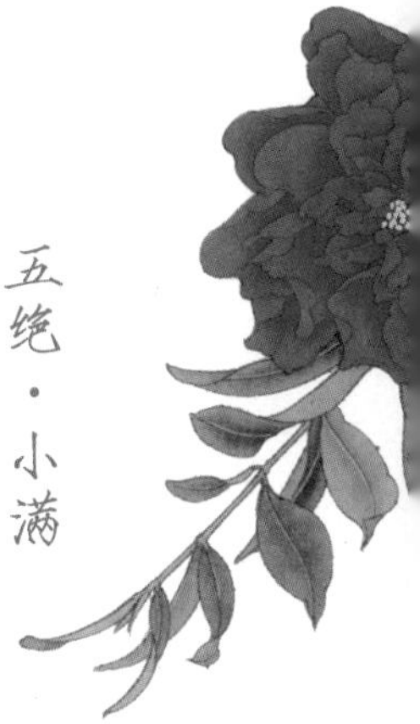

五绝·小满

宋·欧阳修

夜莺啼绿柳，皓月醒长空。
最爱垄头麦，迎风笑落红。

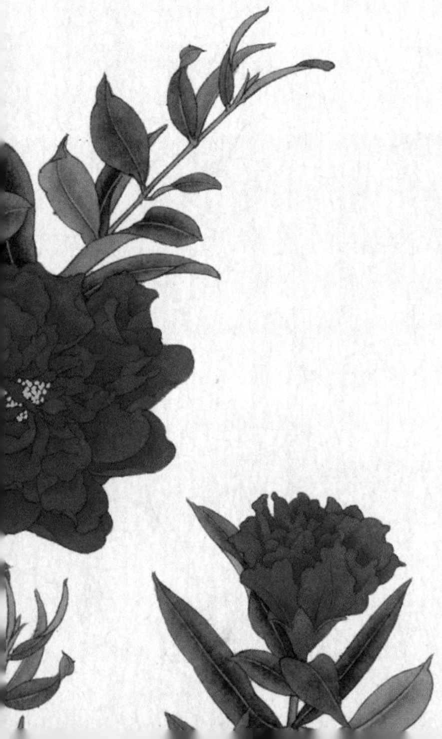

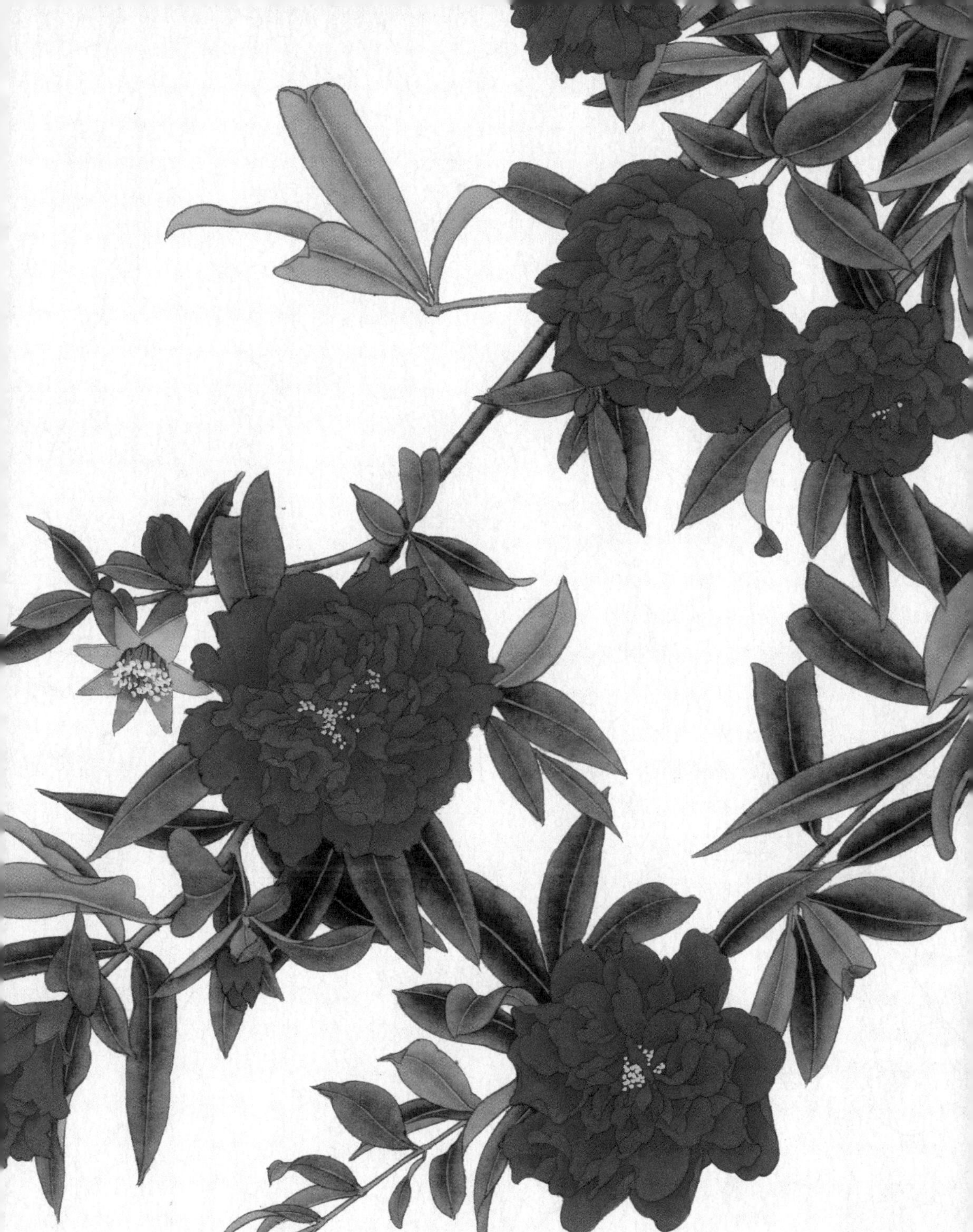

初见石榴花

宋·陆游

吴中四月尚余寒，细雨霏霏怯倚阑。
老子真成兴不浅，榴花折得一枝看。

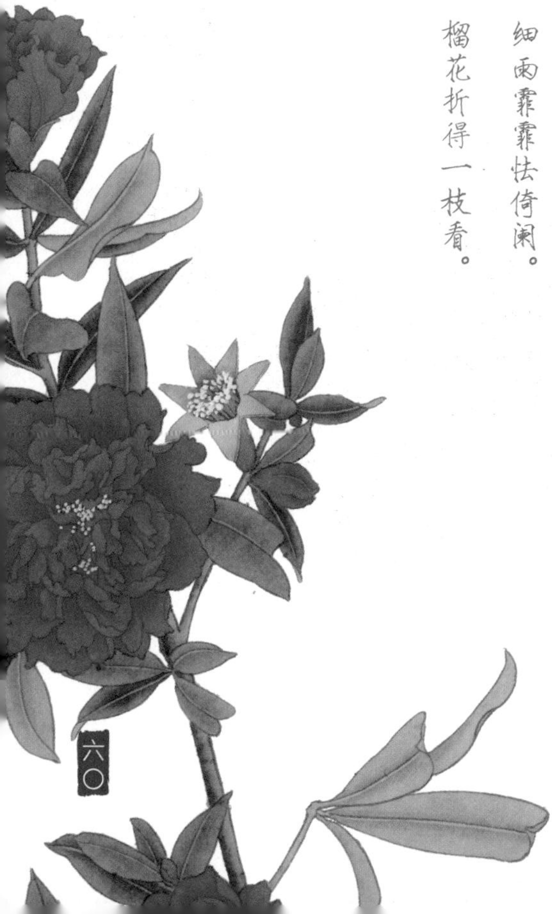

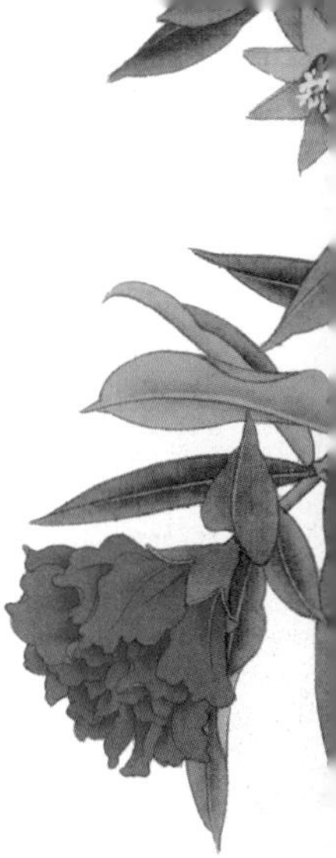

石榴花

别　　名　安石榴、金罂、金庞、涂林、天浆、珠实、若榴、丹若、山力叶等。

形　　态　花大，1~5朵，生于枝顶或腋生；萼筒长2~3厘米，通常红色或淡黄色，顶端5~7裂，裂片稍外展，卵状三角形，长0.8~1.3厘米，外面近顶端有一黄绿色腺体，边缘有小乳突；花瓣与萼裂片同数，红色、黄色或白色，长1.5~3厘米，宽1~2厘米，先端圆；花丝无毛，长达1.3厘米；花柱长超过雄蕊。

花　　期　5—10月。

性味功效　味酸、涩，性温。活血止血、祛瘀止痛。

药　　用　第一方

主治：中耳炎。

方药：石榴花适量。

用法：焙干，加冰片少许，研细末，吹耳内。

第二方

主治：外伤出血。

方药：干石榴花、白菜各等份。

用法：晒干研末，敷伤口，外用敷料压迫即可。

第三方

主治：风火赤眼。

方药：新鲜石榴嫩叶30克。

用法：加水1碗，煎至半碗洗眼。

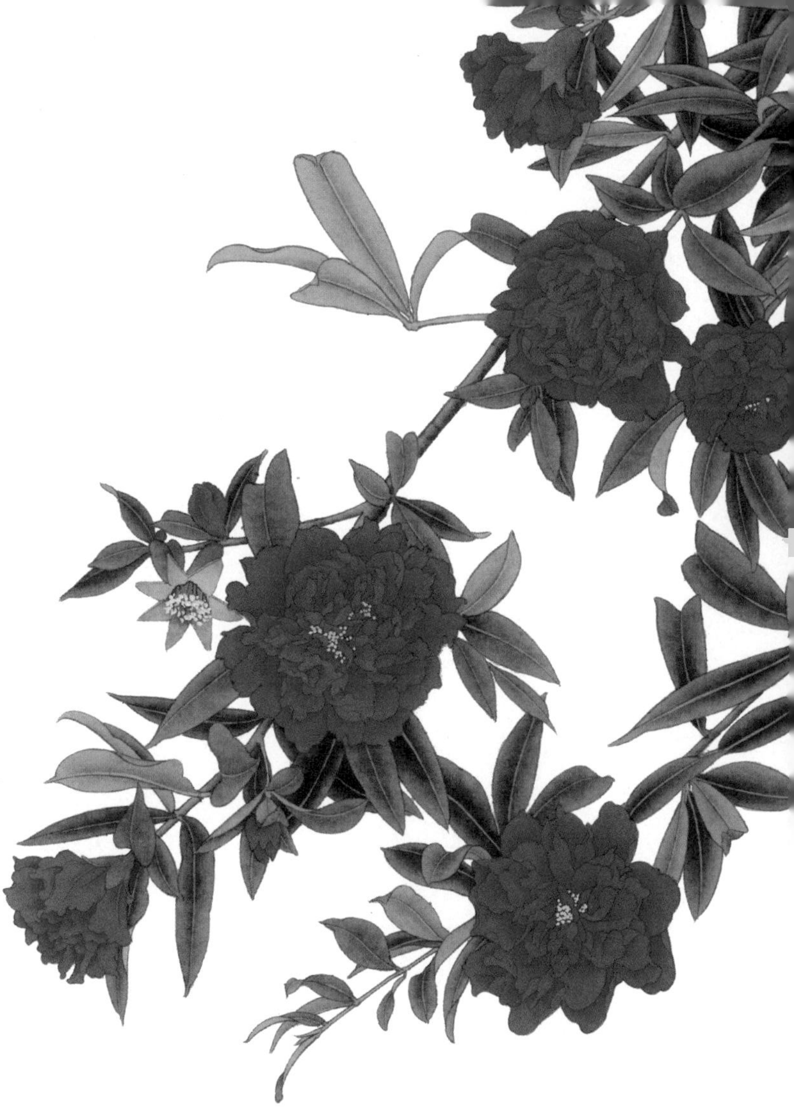

节气养生

小满节气宜早起，适度晚睡（不超过23点），保证睡眠时间，保持精力充沛。小满期间气温明显升高，雨量增多，注意气候变化，避雨祛湿，预防皮肤疾病，预防蚊虫叮咬，控制冷饮摄入量。饮食宜清淡，常吃具有清利湿热、养阴作用的食物，如赤小豆、薏苡仁、绿豆、冬瓜、鲫鱼、鸭肉等，忌吃膏粱厚味、肥甘滋腻、生湿助湿的食物。“暑易入心”，要注意调适心情，保持心情舒畅。

芒种

6月5日或6日始

初候　螳螂生

二候　鵙始鸣

三候　反舌无声

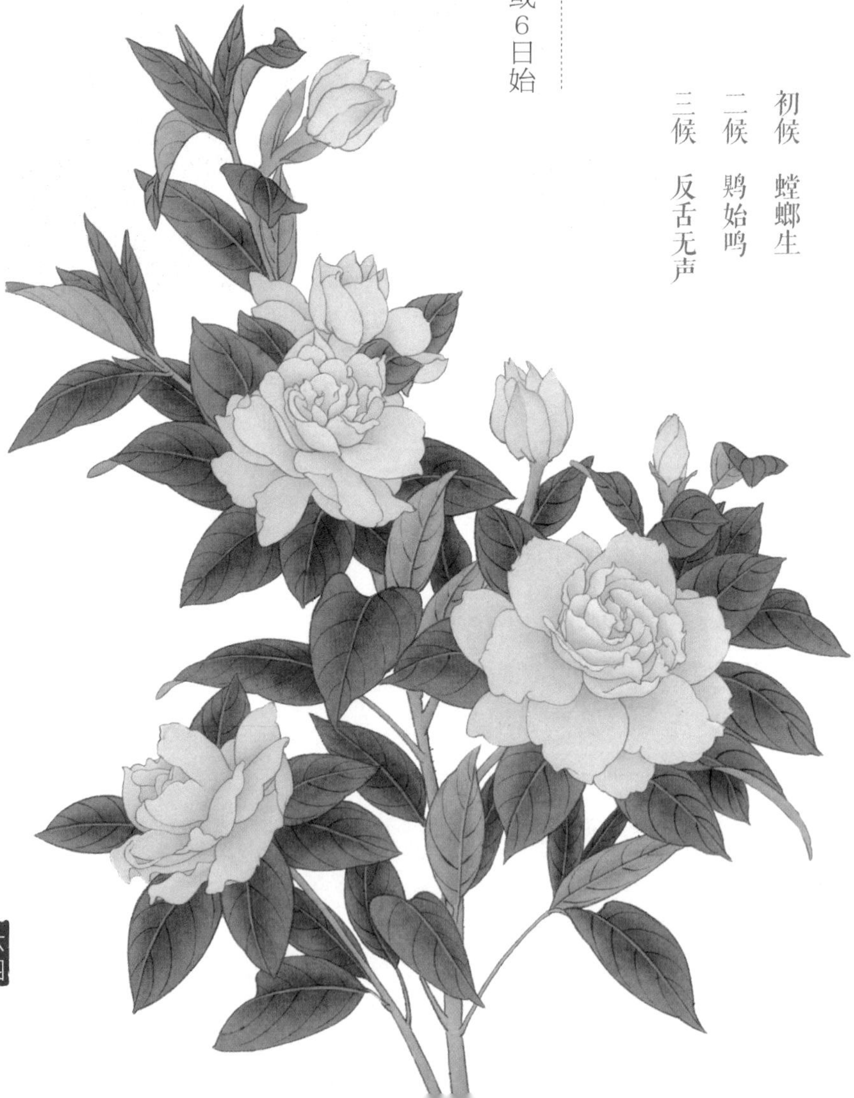

梅雨五绝·其一

宋·范成大

乙酉甲申雷雨惊，
乘除却贺芒种晴。
插秧先插蚕粘稻，
少忍数旬蒸米成。

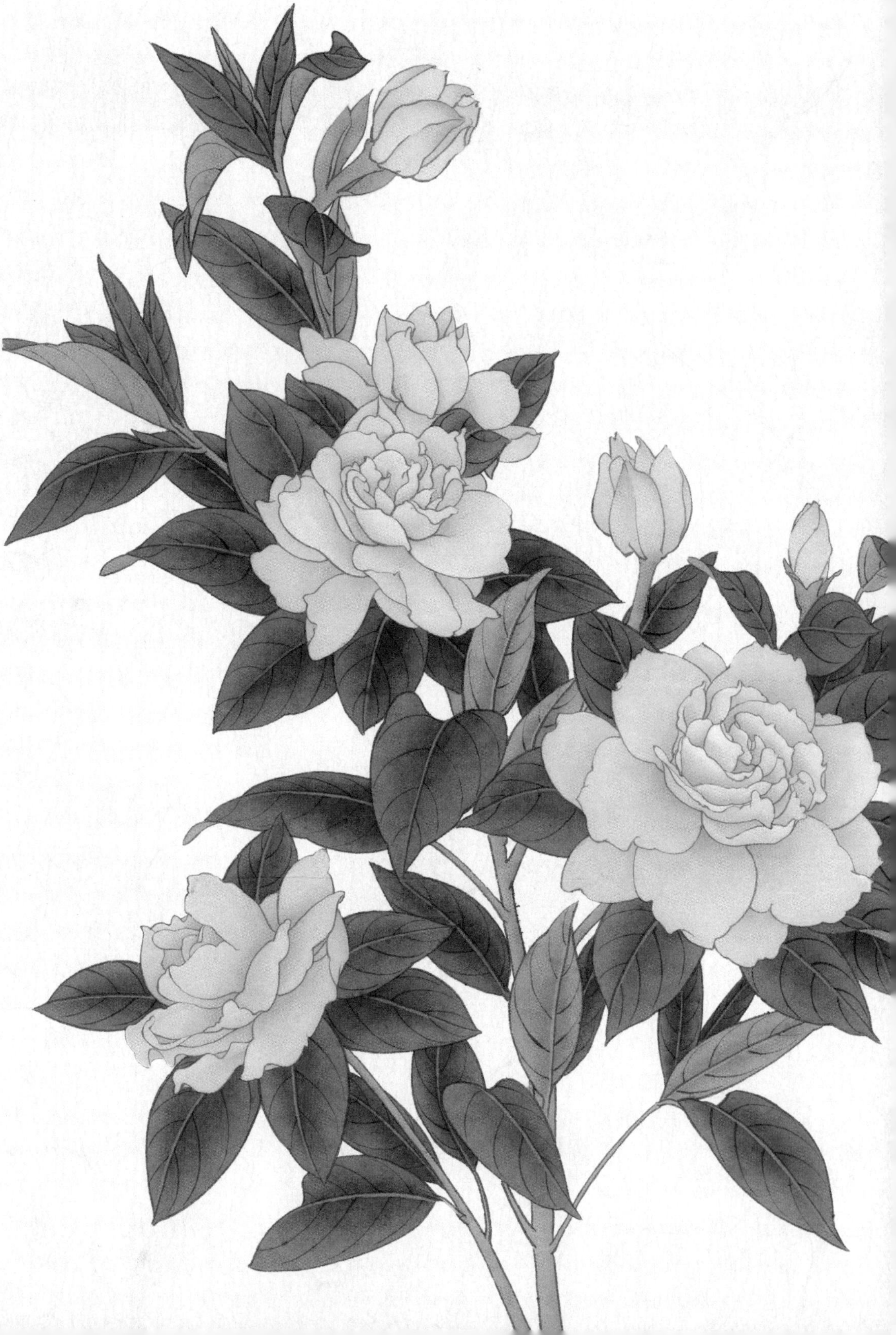

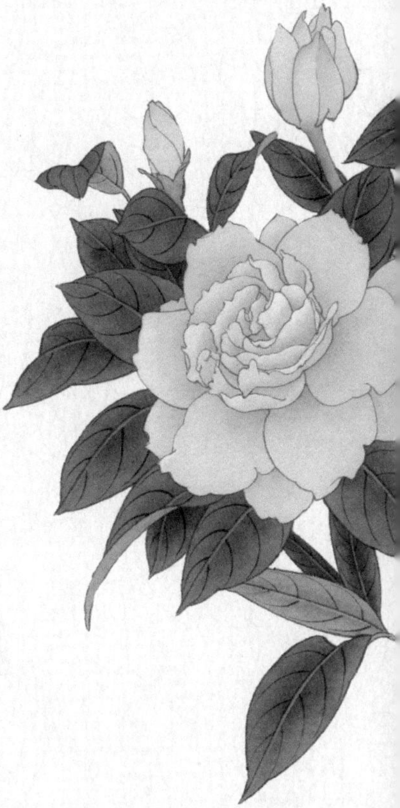

栀子花

宋·杨万里

树恰人来短，花将雪样年。
孤姿妍外净，幽馥暑中寒。
有朵篸瓶子，无风忽鼻端。
如何山谷老，只为赋山矾。

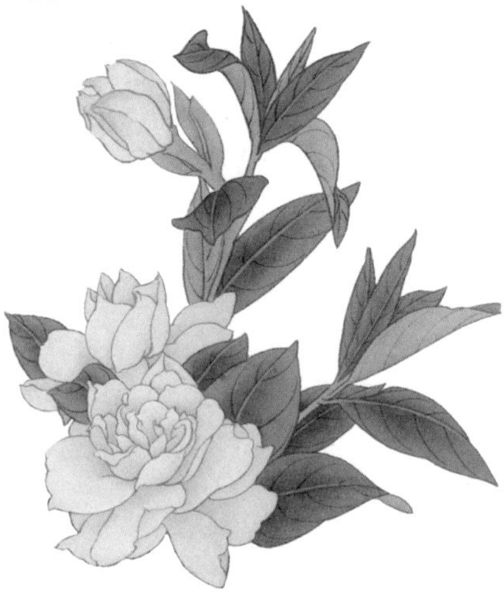

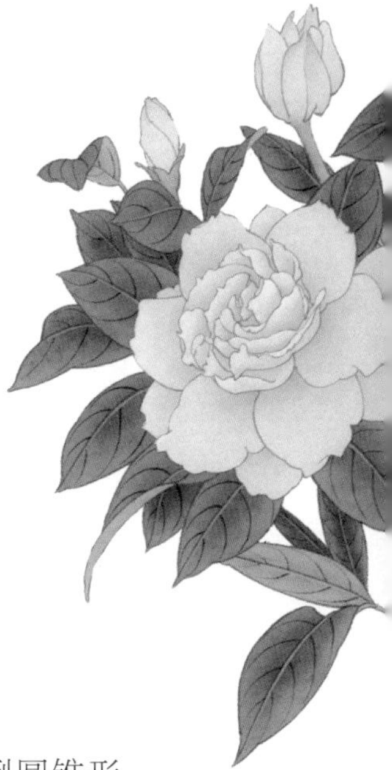

栀子花

别　　名　栀子、山栀。

形　　态　花芳香，通常单朵生于枝顶；萼管倒圆锥形或卵形，萼缘管形，膨大，裂片披针形或线状披针形，结果时增长，宿存；花冠白色或乳黄色，高脚碟状，喉部有疏柔毛，冠管狭圆筒形，长3~5厘米，宽4~6毫米，顶部5~8裂，通常6裂，裂片广展，倒卵形或倒卵状长圆形；花丝极短，花药线形，长1.5~2.2厘米，伸出；花柱粗厚，柱头纺锤形，子房黄色，平滑。

花　　期　5—7月。

性味功效 性寒，味甘、苦；能入血分而清邪热，宽肠通便，防癌。

药　　用 第一方

主治：肺热咳嗽，鼻塞，咯痰，肿毒等病症。

方药：栀子花6~10克。

用法：煎汤内服，或焙研吹鼻。

第二方

主治：肺热咳嗽、痈肿、肠风下血等病症。

方药：栀子花500克，葱花、姜丝各适量。

用法：将栀子花洗净，放入沸水中煮一沸捞出。沥水晾凉，用筷子抓松，置于洁白的瓷盘中，撒上葱花、姜丝，浇上香油、老醋，酌放食盐、味精，搅拌均匀即可。

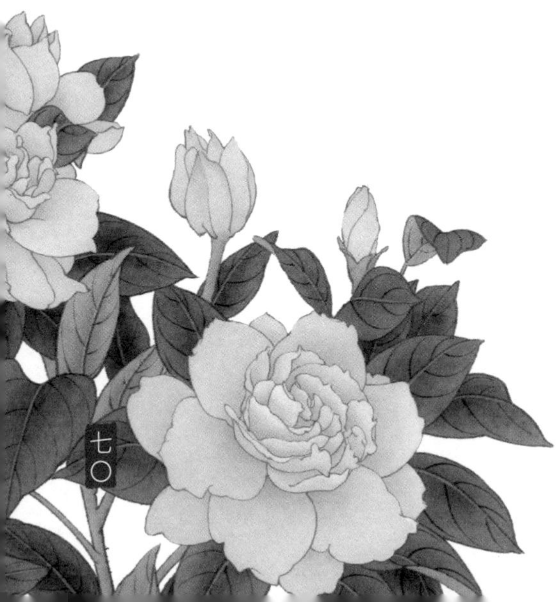

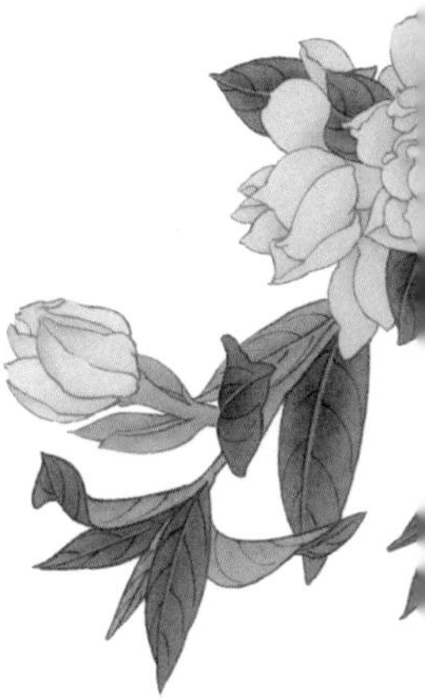

节气养生

芒种节气宜晚睡早起，提防热伤风，衣衫要勤洗勤换，不要贪凉光脊背。空调房间要定时通风换气，避免室内氧气缺乏，也要预防恒温环境中自身产热、散热功能失调而患上“空调病”，室内温度在26~28℃为宜。饮食上仍以清淡为主，忌食油腻辛辣，慎用补品。可以适量食用西瓜、冬瓜、绿豆汤、金银花露、菊花茶、山药玉竹鸽肉汤、绿豆荷叶粥等有清热解毒功效的食物。即使天气变热，也应进行适量户外运动。

夏至

6月21日或22日始

初候　鹿角解

二候　蜩始鸣

三候　半夏生

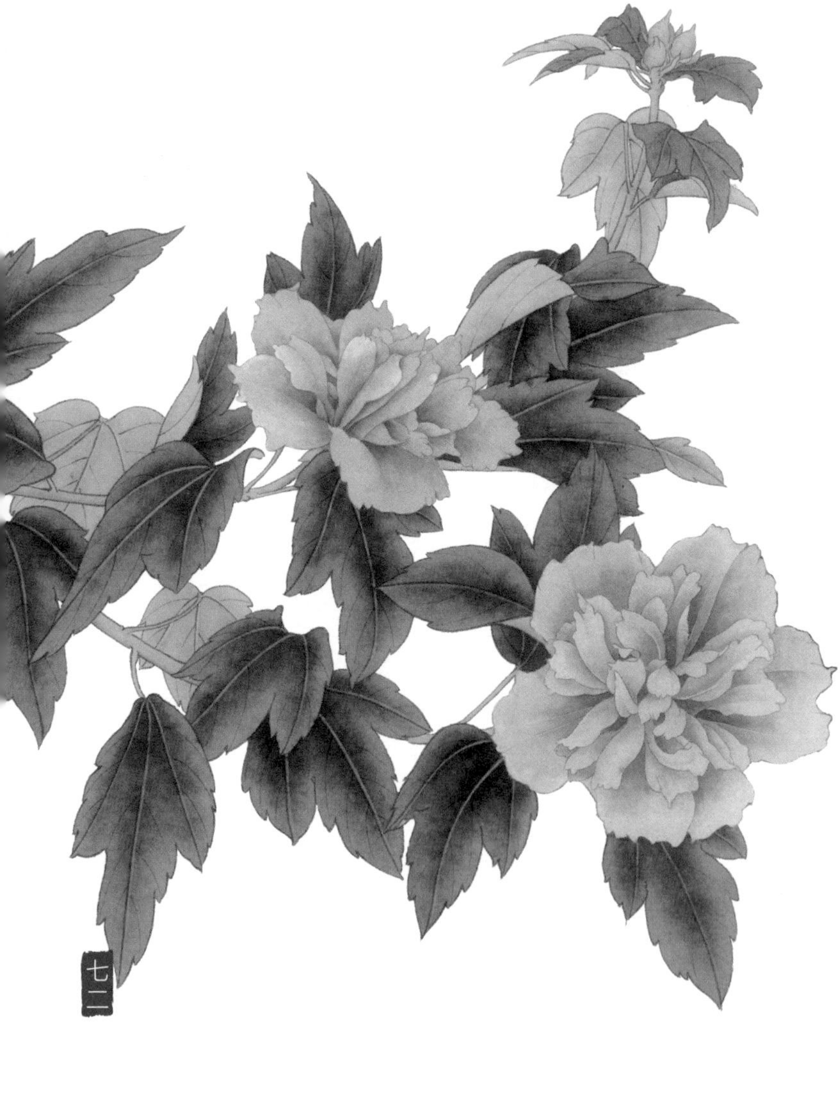

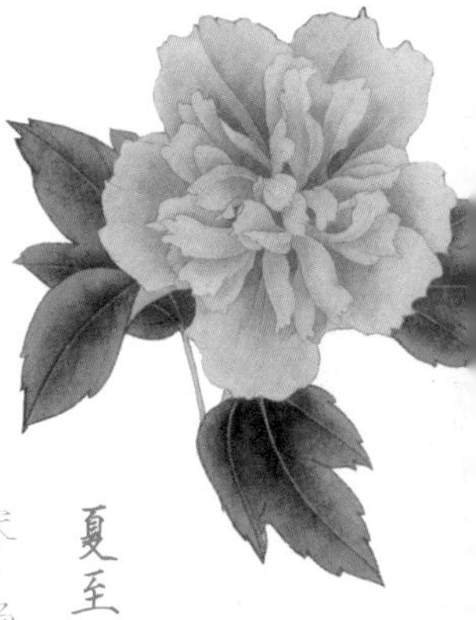

夏至后初暑登连天观

宋·杨万里

登台长早下台迟，
移遍胡床无处移。
不是清凉罢挥扇，
自缘手倦歇些时。

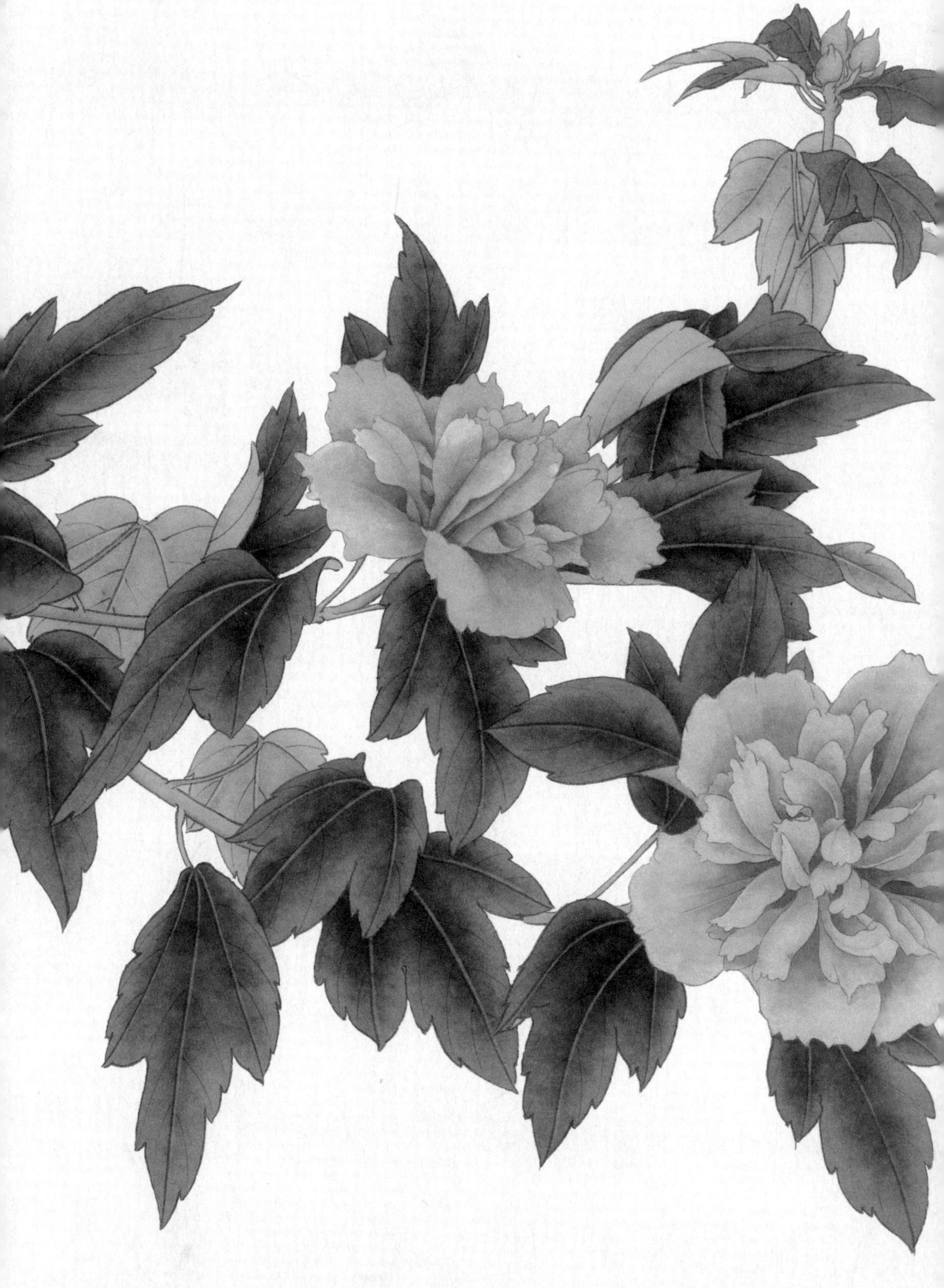

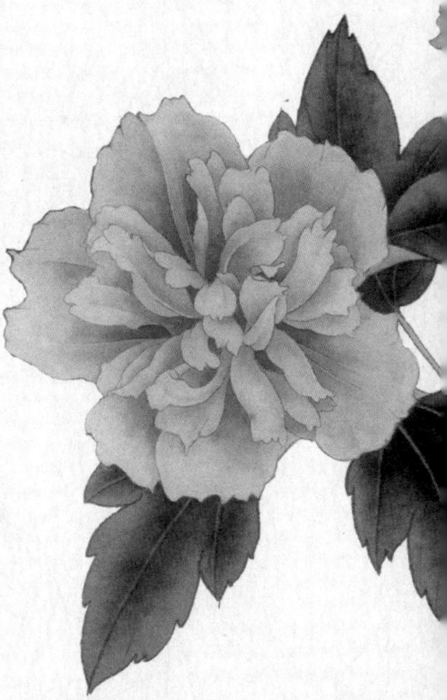

槿花

唐·李商隐

风露凄凄秋景繁，
可怜荣落在朝昏。
未央宫里三千女，
但保红颜莫保恩。

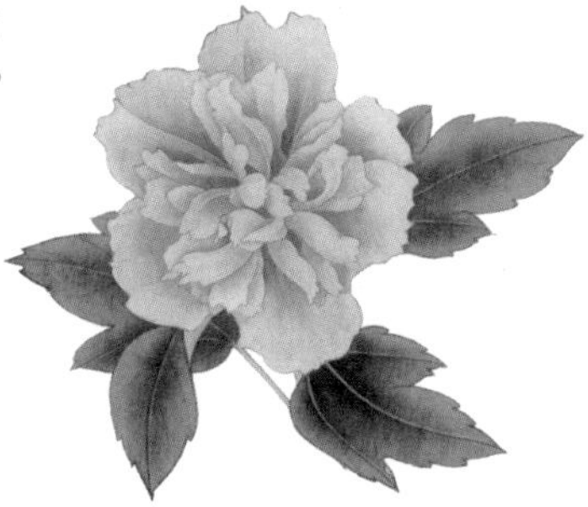

木槿花

别　　名　里梅花、朝开暮落花、疟子花、喇叭花、白槿花、椆树花、沙漠玫瑰。

形　　态　花质轻，微香，味甘。花单生于枝端叶腋间，花梗长4~14毫米，被星状短绒毛；小苞片6~8片，线形，长6~15毫米，宽1~2毫米，密被星状疏绒毛；花萼钟形，长14~20毫米，密被星状短绒毛，裂片5片，三角形；花钟形，淡紫色，直径5~6厘米，花瓣倒卵形，长3.5~4.5厘米，外面疏被纤毛和星状长柔毛；雄蕊柱长约3厘米；花柱枝无毛。

花　　期　6—9月。

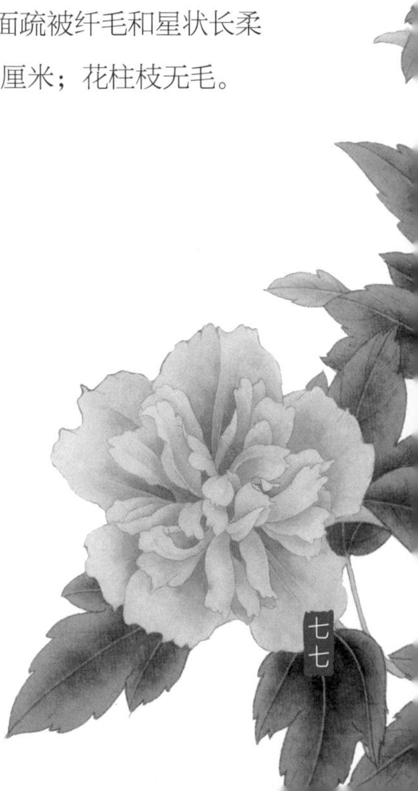

性味功效　味甘、苦，性凉，有清热、凉血、利湿的功效，可治痢疾、带下等症。

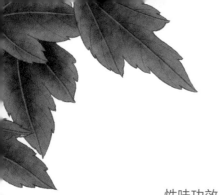

药　　用　第一方

主治：咯血、便血。

方药：鲜木槿花30克，冰糖15克。

用法：水煎。每日一次，连服3~5次。

第二方

主治：白带过多。

方药：鲜木槿花90克，猪瘦肉100克。

用法：水煎服。

第三方

主治：夜盲。

方药：木槿花5朵，鸡蛋1枚。

用法：共蒸吃，连服3天。

节气养生

夏至是阳气最旺的时节，顺应自然界阳盛阴衰的变化，宜晚睡早起。夏至要注意清洁卫生，预防皮肤疾病，适时清洗凉席，勤洗澡，水温宜比体温稍高。饮食宜清淡，不宜肥甘厚味。不可过食热性食物，以免助热；不可过食冰冷瓜果以免损伤脾胃；厚味肥腻之品宜少食，以免化热生风。夏季适宜游泳健身。“暑易伤气”，若汗泄太过则会令人头昏胸闷、心悸口渴、恶心甚至昏迷，运动应适可而止。此外，在阳光下运动要注意防晒。

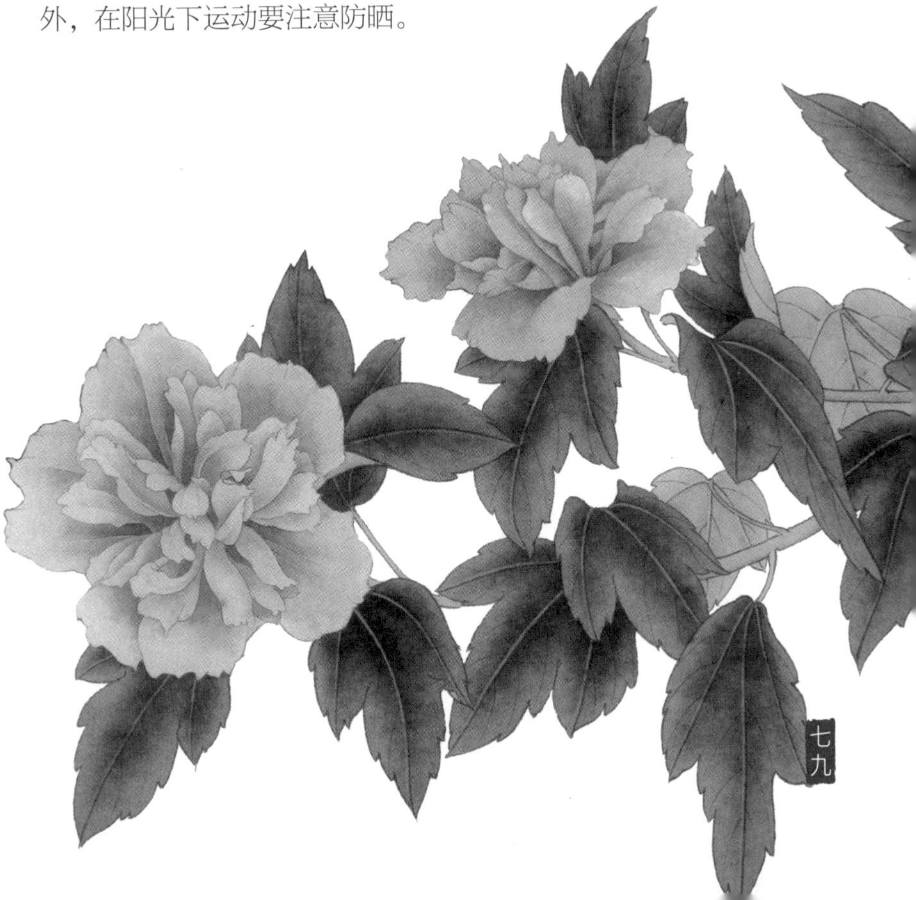

小暑

7月7日或8日始

初候　温风至

二候　蟋蟀居壁

三候　鹰始挚

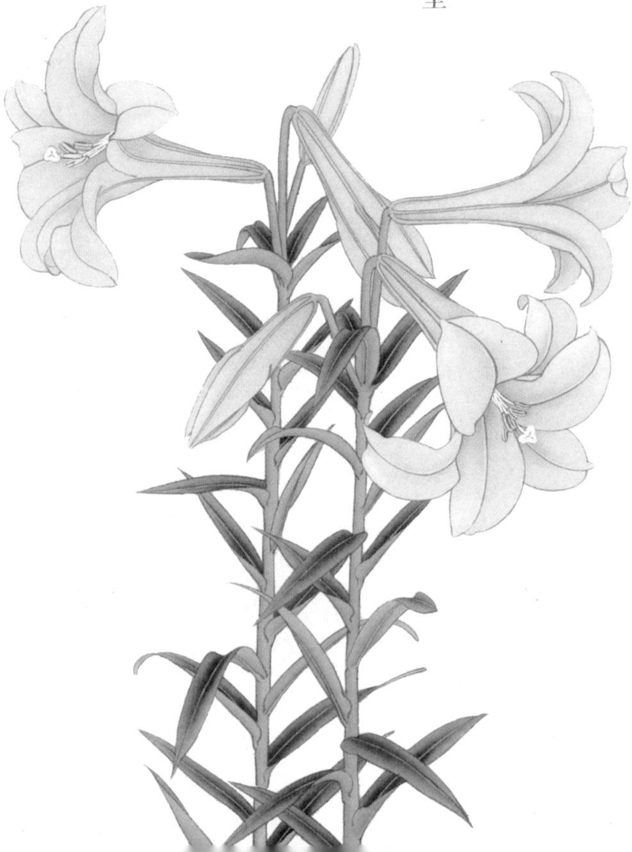

小暑六月节

唐·元稹

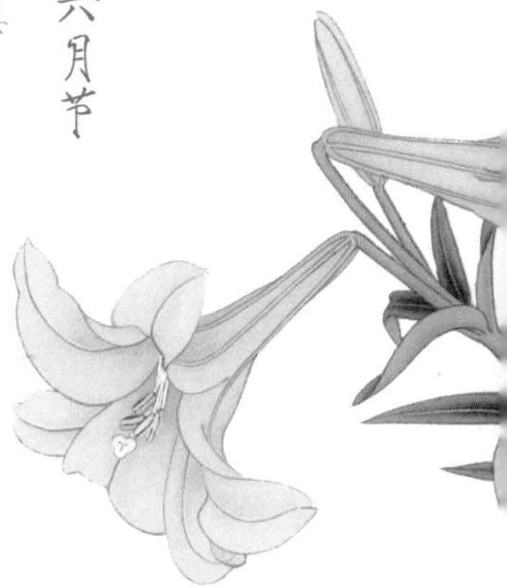

倏忽温风至，因循小暑来。
竹喧先觉雨，山暗已闻雷。
户牖深青霭，阶庭长绿苔。
鹰鹯新习学，蟋蟀莫相催。

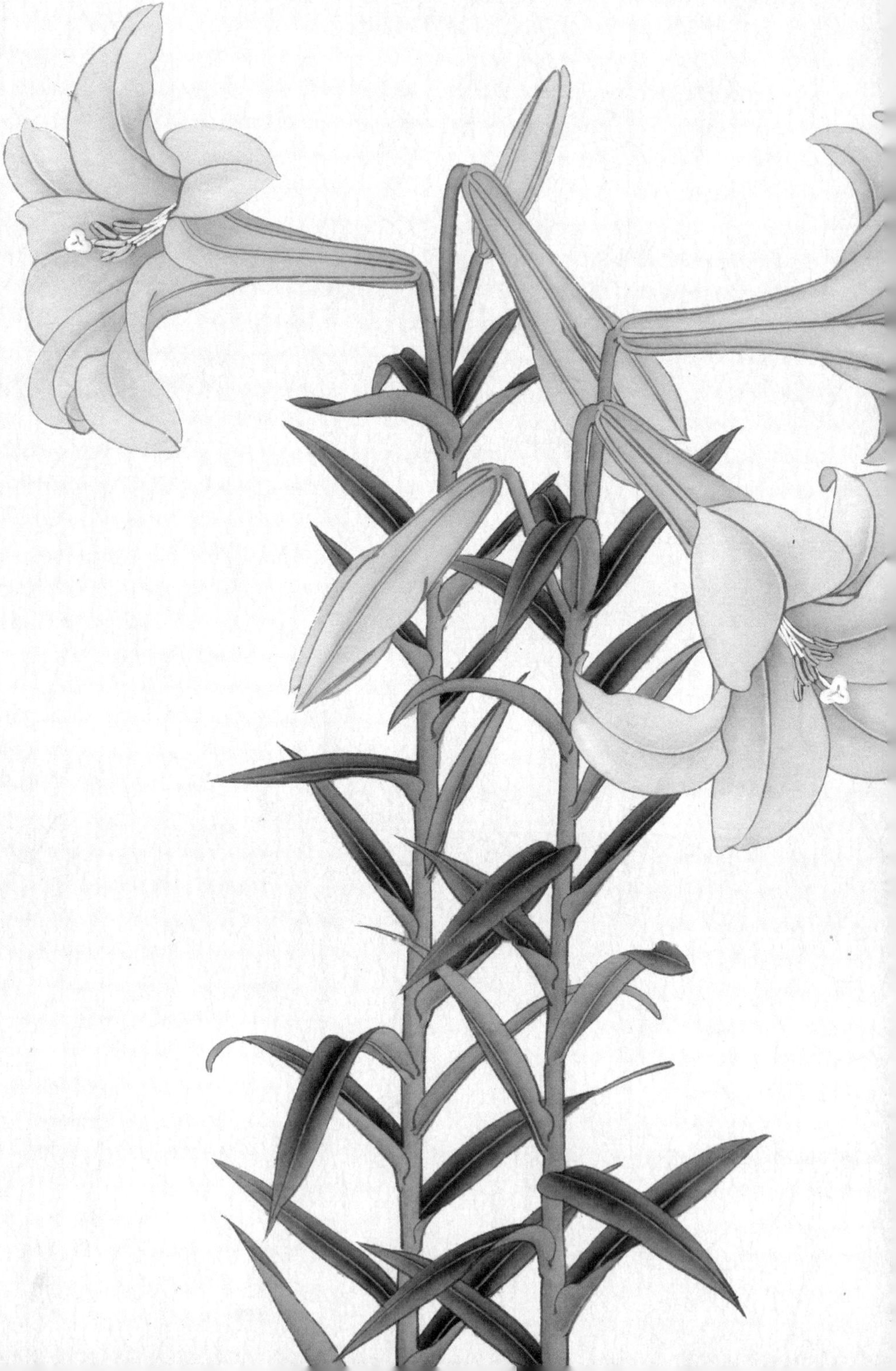

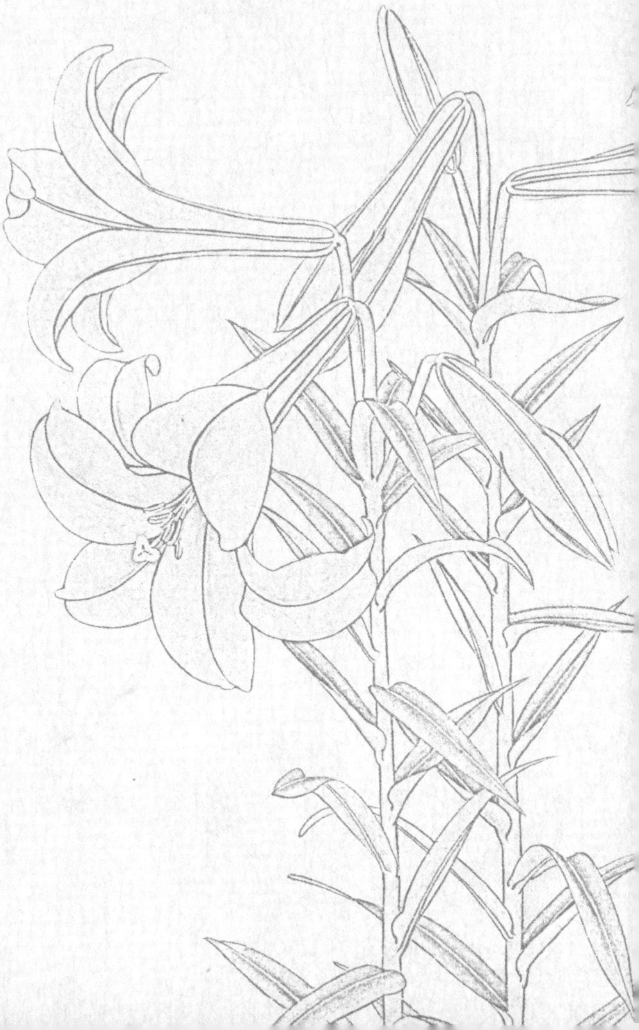

北窗偶题

宋·陆游

尔丛香百合，一架粉长春。
堪笑龟堂老，欢然不记贫。

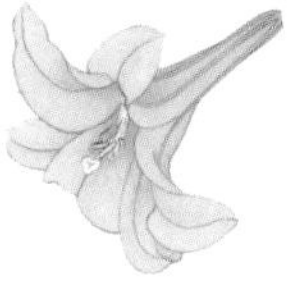

百 合

别　　名　白百合、夜合花、百合蒜。

形　　态　花单生或几朵排成近伞形；花梗稍弯；苞片披针形；花喇叭形，有香气，乳白色，外面稍带紫色，无斑点，向外张开或先端外弯而不卷，长13~18厘米；外轮花被片宽2~4.3厘米，先端尖；内轮花被片宽3.4~5厘米，蜜腺两边具小乳头状突起；雄蕊向上弯，花丝长10~13厘米，中部以下密被柔毛，少有具稀疏的毛或无毛；花药长椭圆形；子房圆柱形，花柱长8.5~11厘米，柱头3裂。

花　　期　6—7月。

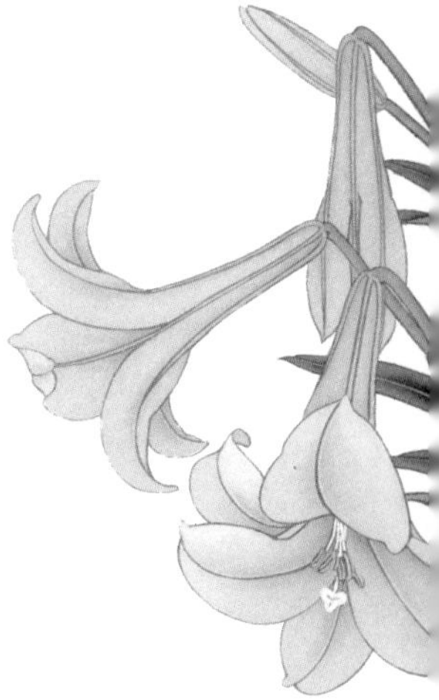

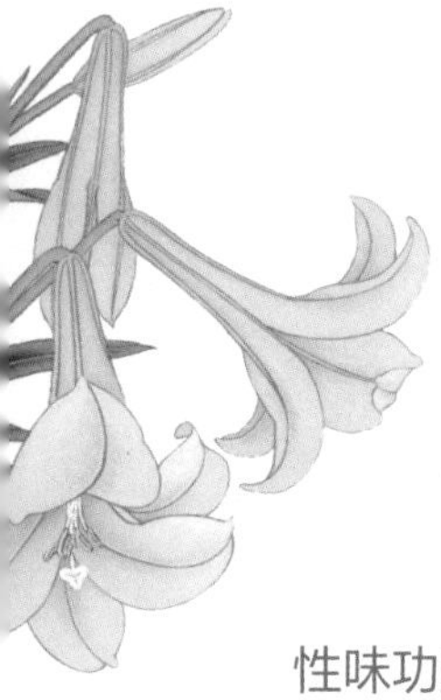

性味功效　味甘、微苦，性微寒。润肺止咳，清心安神。

药　　用　主治：小儿湿疹。

方药：百合花、菜油各适量。

用法：将百合花晒干，研成粉末，和入菜油。用时取少许涂于患湿疹处。

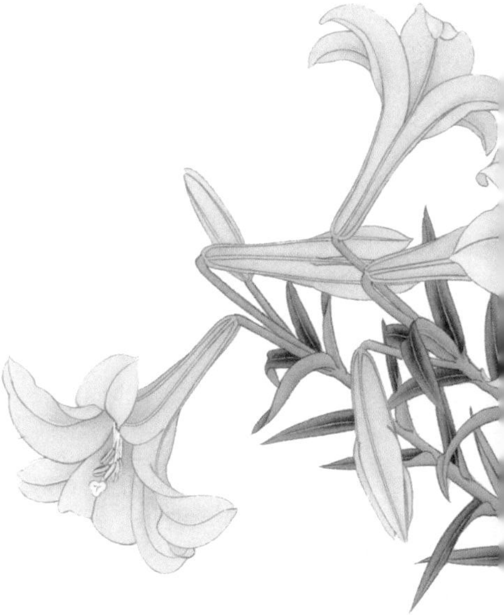

节气养生

小暑时节宜晚睡早起，保持情志愉悦。此节气暑气上升、气候炎热，人易心烦意乱、困倦乏力。夏季为心所主，要注意固护心阳，平心静气。忌久坐露天木凳，否则易诱发风湿和关节炎等疾病。宜冬病夏治，逢冬季发作的慢性疾病如慢性支气管炎、过敏性鼻炎等，此时是最佳治疗时机。夏季消化道疾病多发，忌饮食不洁、贪食冷饮。运动最好选择在清晨或者傍晚，运动过程中不可过量饮用凉开水，更不可立即用冷水冲头、淋浴，否则会引起寒湿痹症、黄汗等多种疾病。

大暑

7月22日或23日始

初候　腐草为萤

二候　土润溽暑

三候　大雨时行

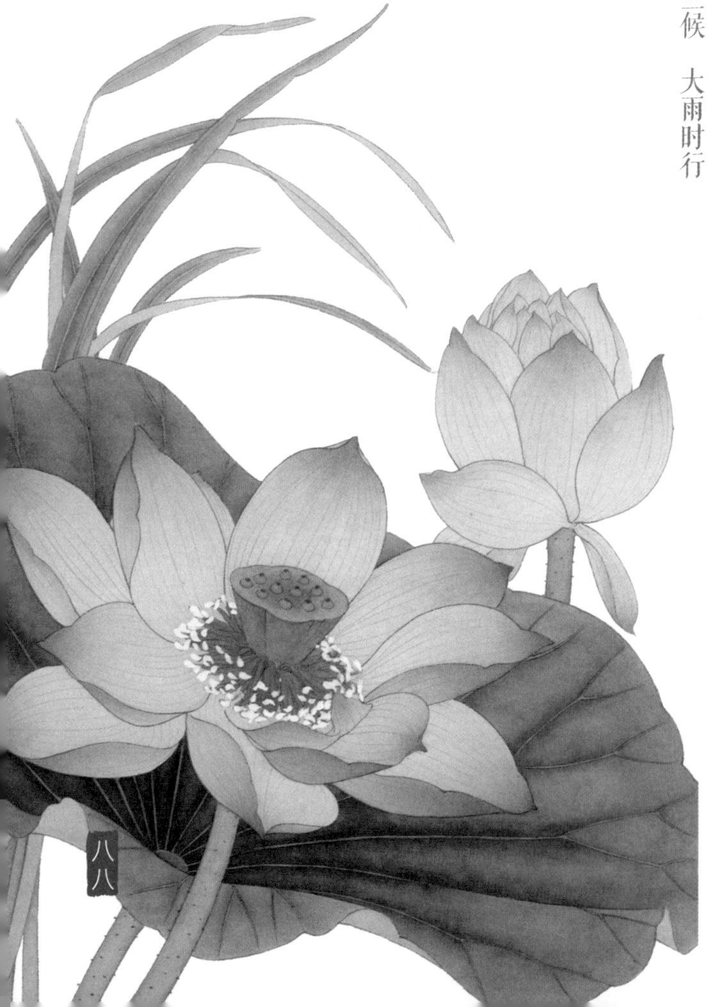

大暑

宋·曾几

赤日几时过，清风无处寻。
经书聊枕籍，瓜李漫浮沉。
兰若静复静，茅茨深又深。
炎蒸乃如许，那更惜分阴。

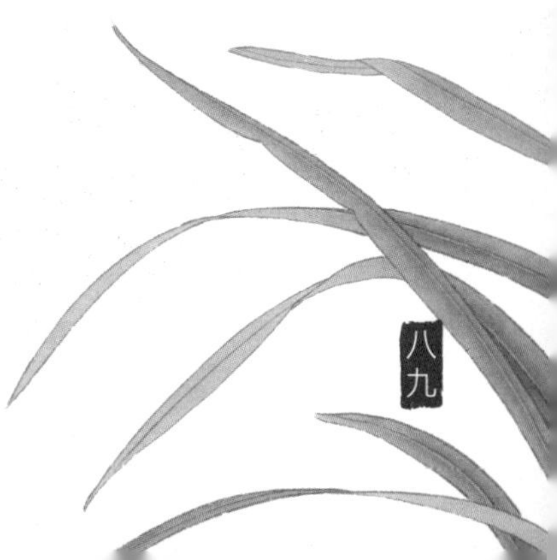

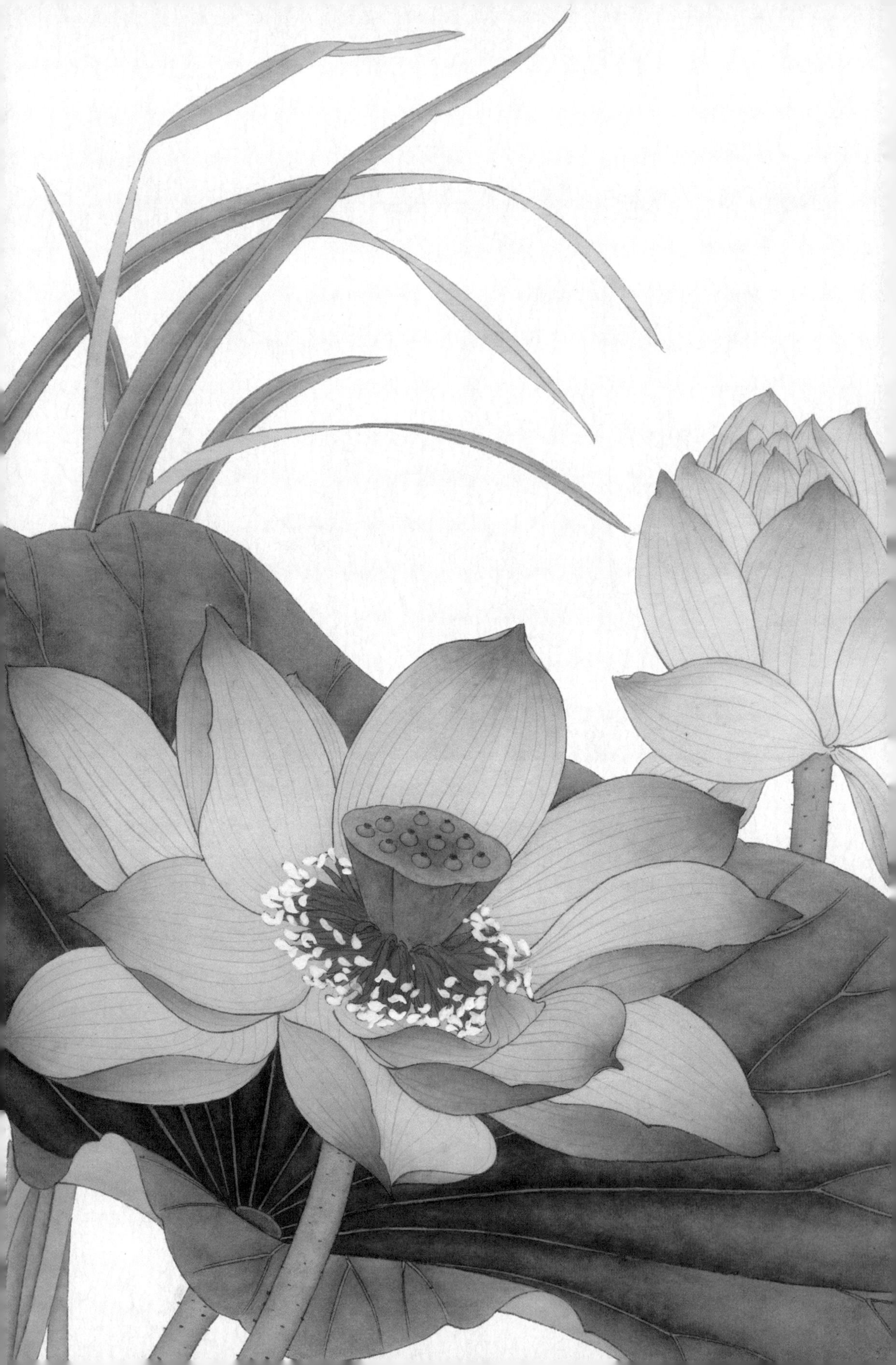

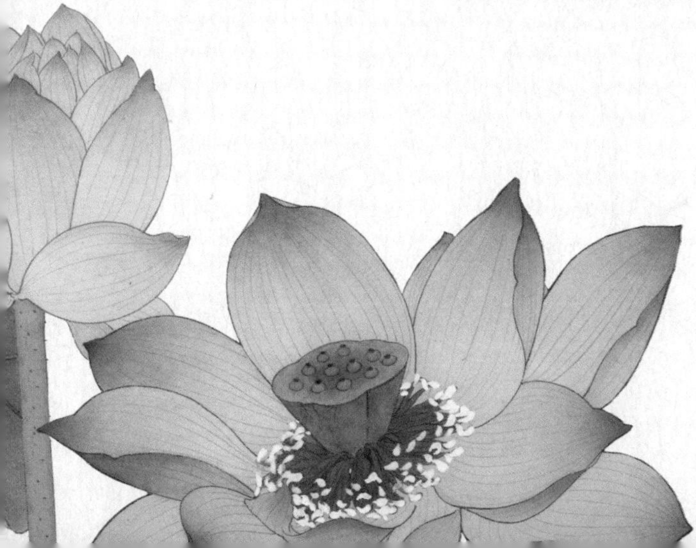

爱莲说（节选）

宋·周敦颐

水陆草木之花，可爱者甚蕃。晋陶渊明独爱菊；自李唐来，世人甚爱牡丹。予独爱莲之出淤泥而不染，濯清涟而不妖，中通外直，不蔓不枝，香远益清，亭亭净植。可远观而不可亵玩焉。

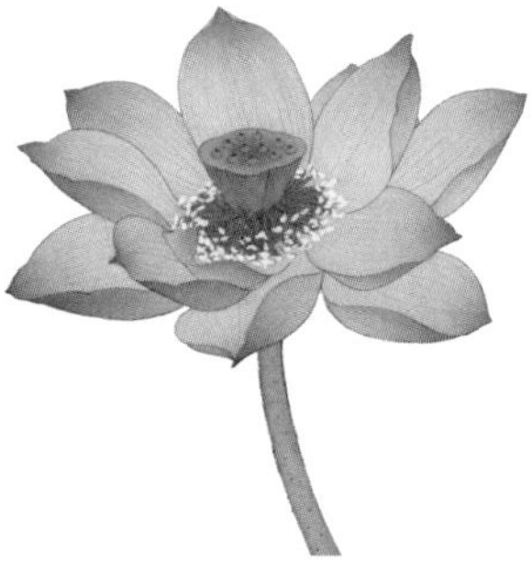

莲　花

别　　名　荷花、芙蕖、水芝、泽芝、水华、菡萏、水旦、水芙蓉、玉芝、玉华。

形　　态　花梗和叶柄等长或稍长，也散生小刺；花直径10~20厘米，美丽，芳香；花瓣红色、粉红色或白色，矩圆状椭圆形或倒卵形，长5~10厘米，宽3~5厘米，由外向内渐小，有时变成雄蕊，先端圆钝或微尖；花药条形，花丝细长，着生在花托之下；花柱极短，柱头顶生；花托（莲房）直径5~10厘米。

花　　期　花期6—9月，每日晨开暮闭。

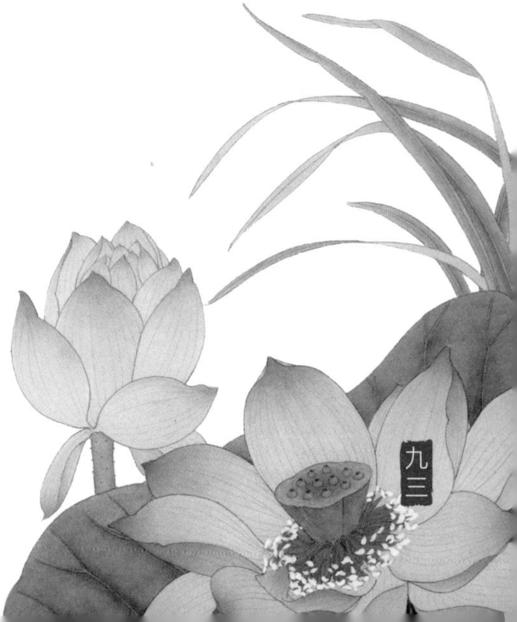

性味功效 味苦、甘，性温。能活血止血、祛湿消风、清心凉血。

药　　用 第一方

主治：崩漏。

方药：荷花、凌霄花各等量，糯米50克。

用法：煮糯米为粥，将二花研为细末，食粥时调入。

第二方

主治：面部色素斑。

方药：荷花适量，甘油少许。

用法：荷花研成细末，以甘油调和均匀，作面脂用。

第三方

主治：中暑。

方药：鲜荷花30克，金银花50克。

用法：加水适量，煎煮三五沸，候冷，代茶频服。

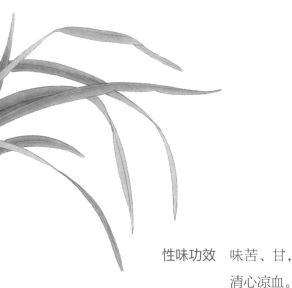

节气养生

大暑节气，天气已达炎热高峰，日常起居要保持充足的睡眠。避免在烈日下暴晒，注意室内降温。可以进行“冬病夏治”，开展“三伏灸”。饮食方面要注意营养均衡，注意补充适量的蛋白质，如瘦肉、鸡蛋或者牛奶等。适宜食用牛蒡，有助于清热解毒、祛风湿、润肺润喉；适宜食用鸭肉，有助于滋阴润胃、利水消肿。大暑节气运动量不宜过大，可以散步、慢跑、打太极拳等，运动最好选择在清晨或傍晚天气较凉爽时进行。

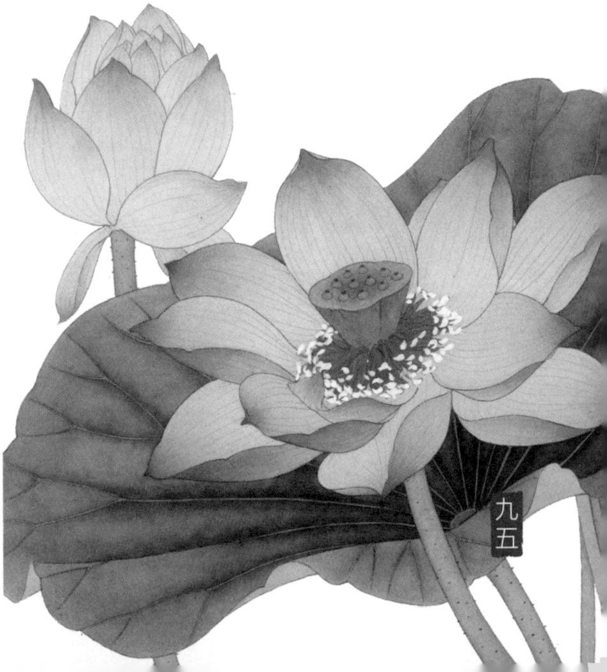

立秋

8月7日或8日始

初候　凉风至

二候　白露降

三候　寒蝉鸣

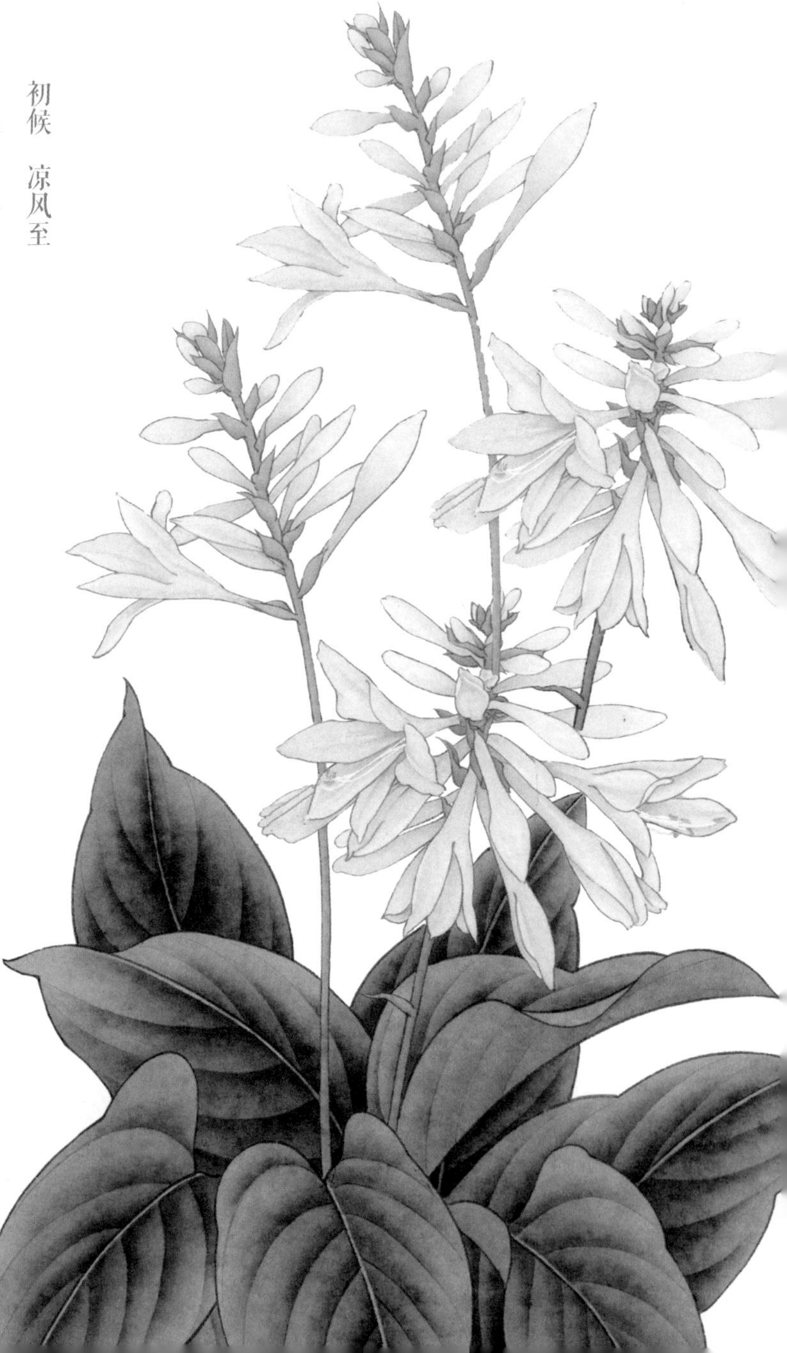

立秋日登乐游园

唐·白居易

独行独语曲江头，
回马迟迟上乐游。
萧飒凉风与衰鬓，
谁教计会一时秋。

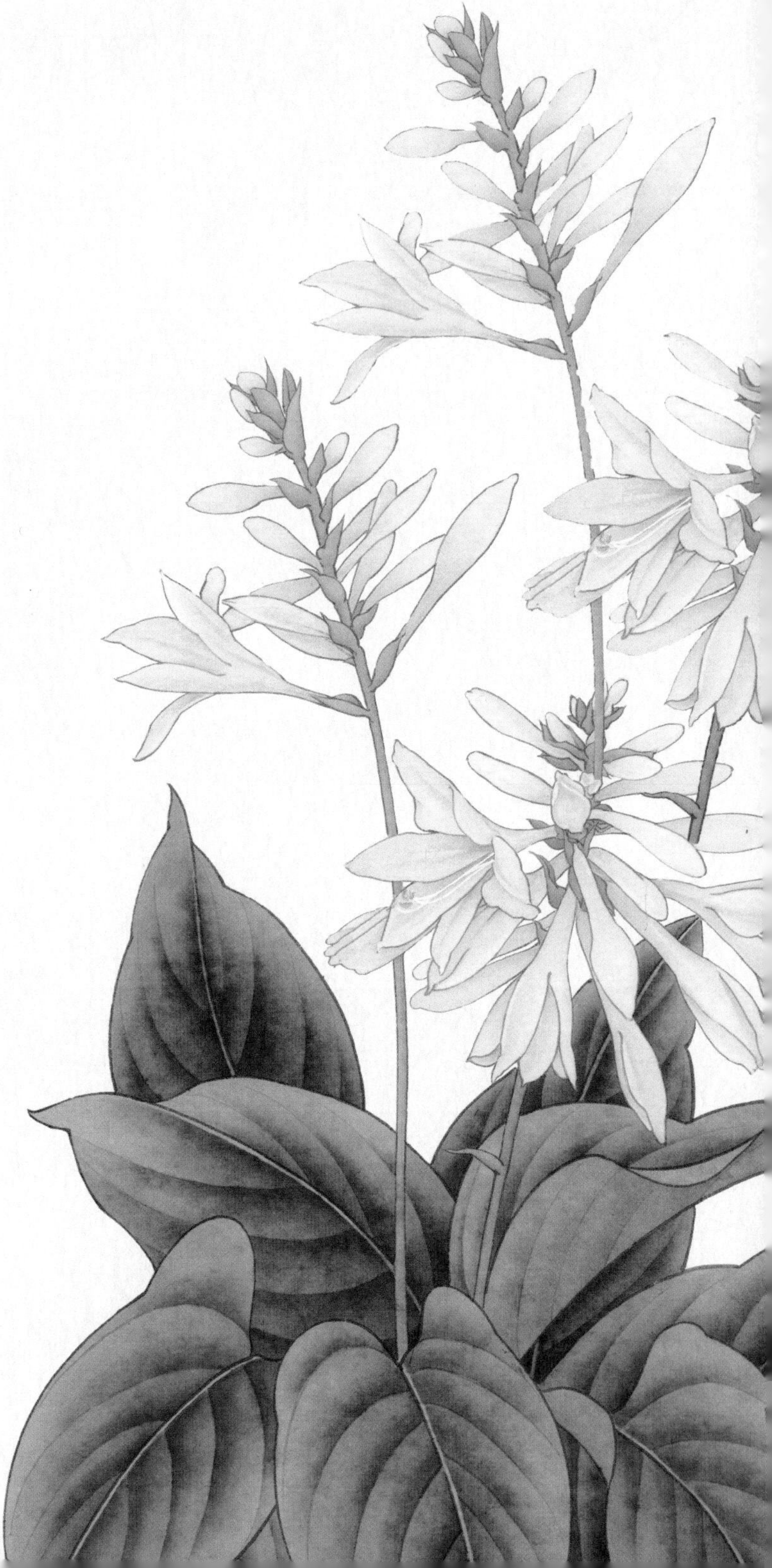

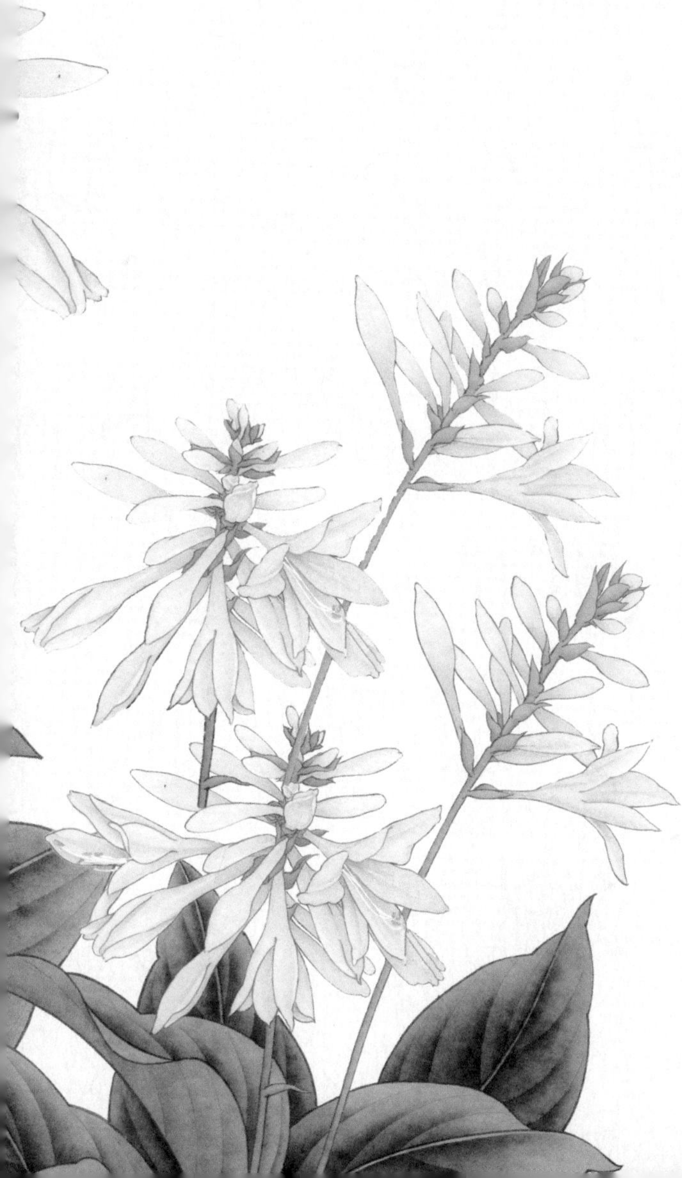

玉簪

宋・王安石

瑶池仙子宴流霞，醉里遗簪幻作花。
万斛浓香山麝馥，随风吹落到君家。

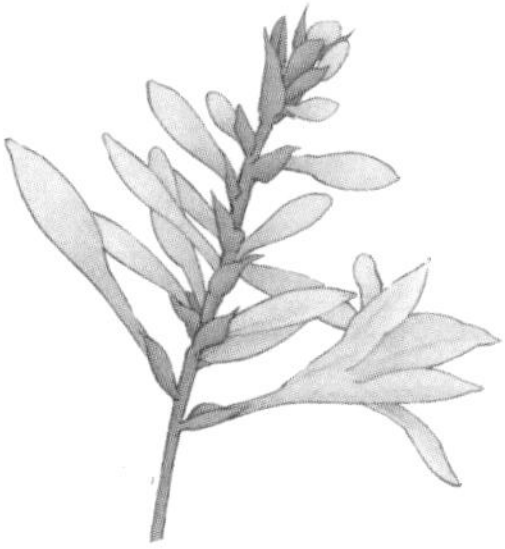

玉簪花

别　　名　白鹤花、白玉簪、白鹤仙。

形　　态　花葶高40~80厘米，具几花至10余花，外苞片卵形或披针形，长2.5~7厘米，宽1~1.5厘米，内苞片很小；花单生或2~3簇生，长10~13厘米，白色，芳香；花梗长约1厘米；雄蕊与花被近等长或略短，基部1.5~2厘米贴生花被管。

花　　期　7—9月。

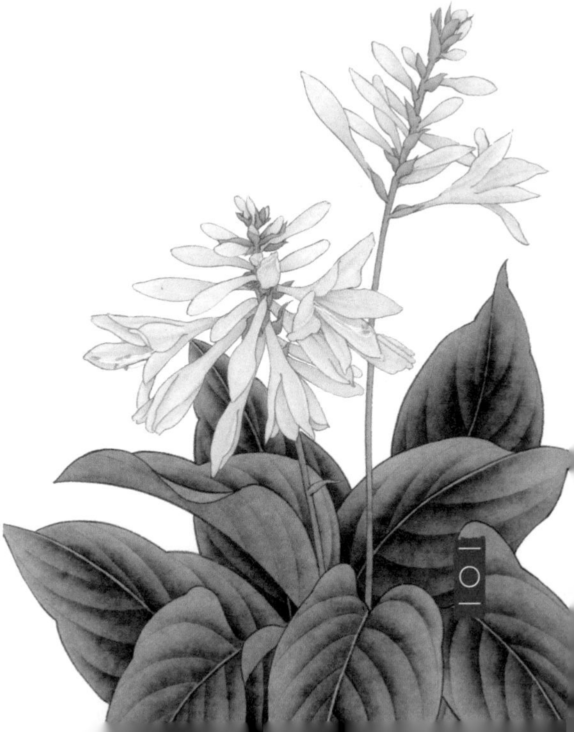

性味功效 味甘、辛，性寒；有小毒。清热解毒，拔脓生肌，消肿止痛。

药　　用 第一方

主治：急性咽炎。

方药：玉簪花3克，大青叶15克，岗梅根20克。

用法：水煎，缓缓含咽。

第二方

主治：烫伤。

方药：玉簪花蕾100克，麻油400毫升。

用法：将玉簪花蕾晒干浸泡于麻油中备用。用时先清洁创面，蘸药外涂患处。

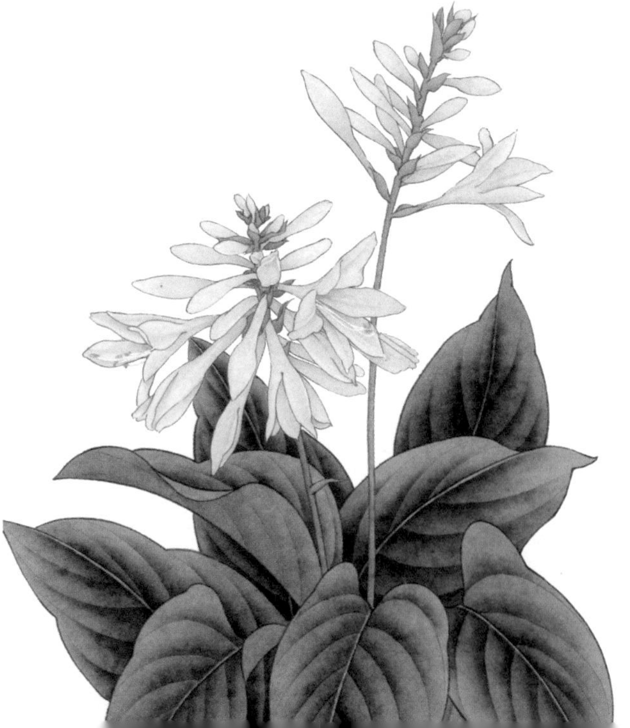

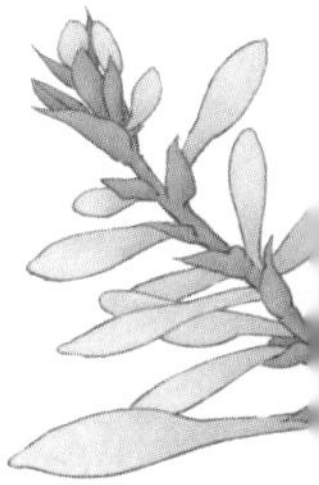

节气养生

立秋时节应早睡早起以养阴舒肺，保持有规律的作息，以消除秋乏。早晚温差逐渐增大，天气比较干燥，要预防感冒和秋燥。注意补充水分，常吃有滋阴润肺功效的食物。根据“秋冬养阴”原则，进入秋季宜进补，但要分清楚虚实。有虚证才需要补，否则适得其反。食补以滋阴润燥为主，例如猪肺、燕窝、银耳、蜂蜜、芝麻、豆浆、藕、花生、薏苡仁、菠菜、梨等。秋季运动不宜太激烈，秋高气爽适合散步、慢跑、爬山、骑车等户外运动。慢跑好处多，能增强呼吸功能，刺激代谢，提高免疫力，使人精力充沛。

处暑

8月23日或24日始

初候　鹰乃祭鸟

二候　天地始肃

三候　禾乃登

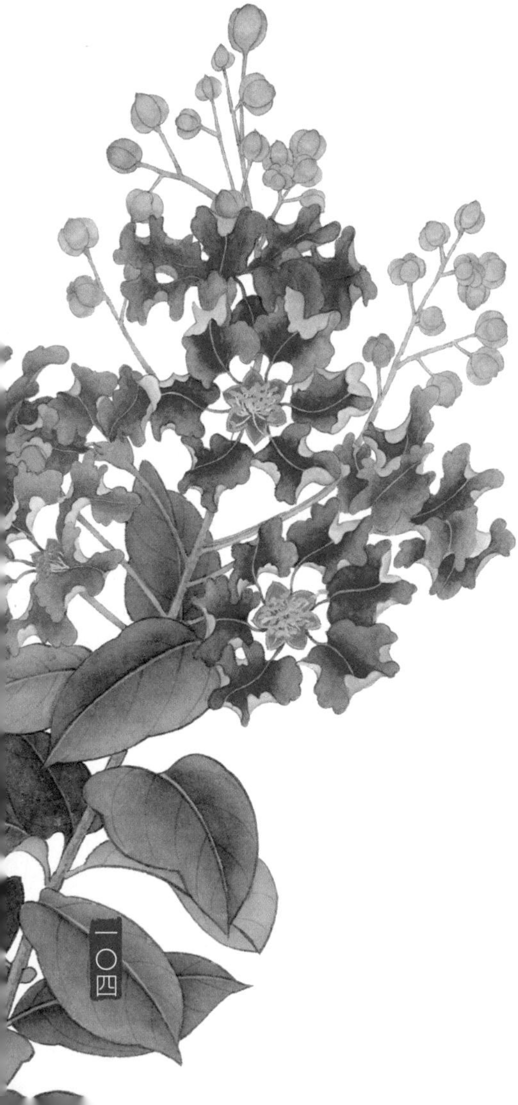

处暑后风雨

宋·仇远

疾风驱急雨，残暑扫除空。
因识炎凉态，都来顷刻中。
纸窗嫌有隙，纨扇笑无功。
儿读秋声赋，令人忆醉翁。

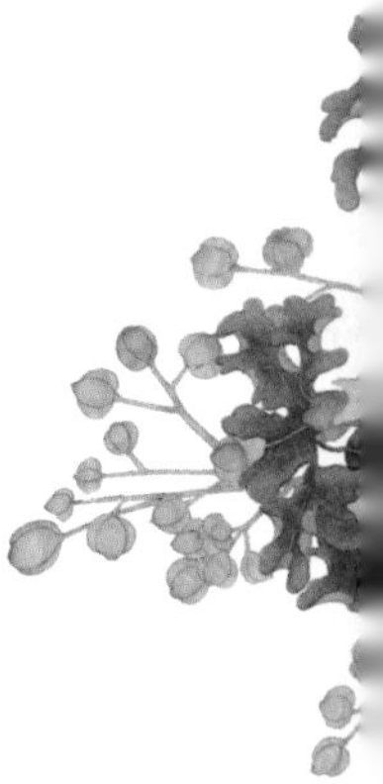

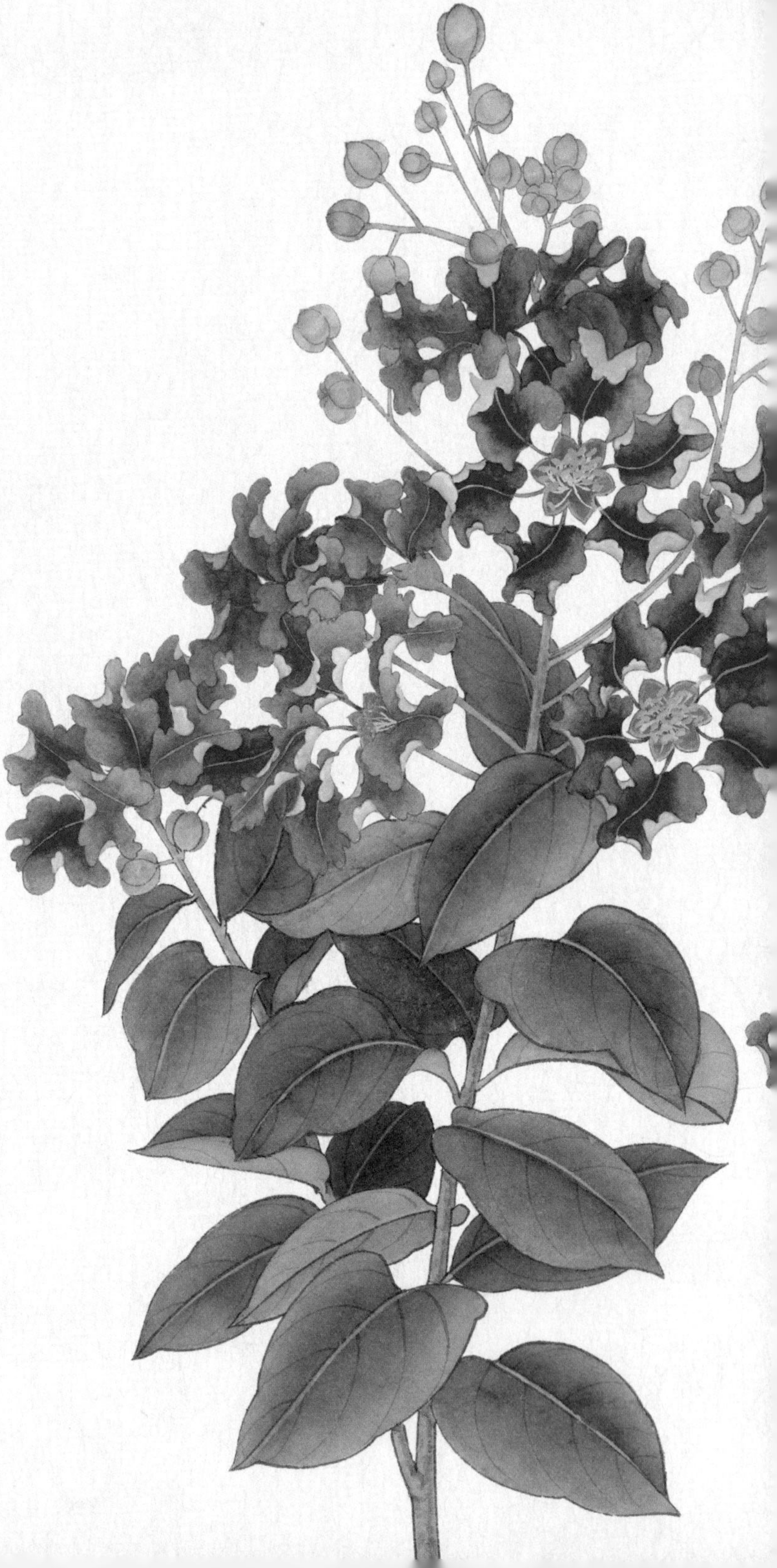

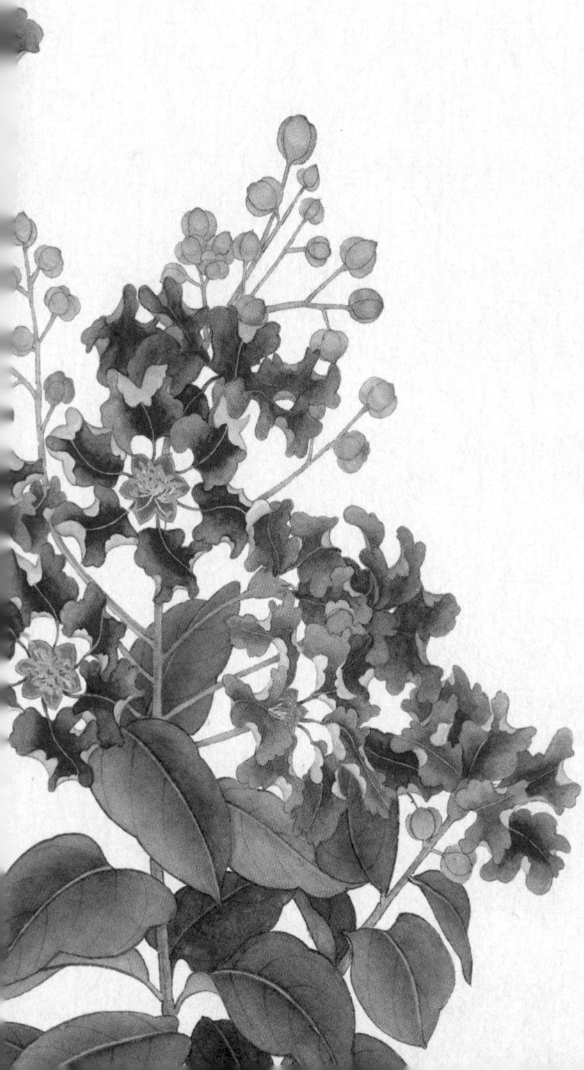

紫薇花

宋·杨万里

似痴如醉丽还佳，
露压风欺分外斜。
谁道花无红百日，
紫薇长放半年花。

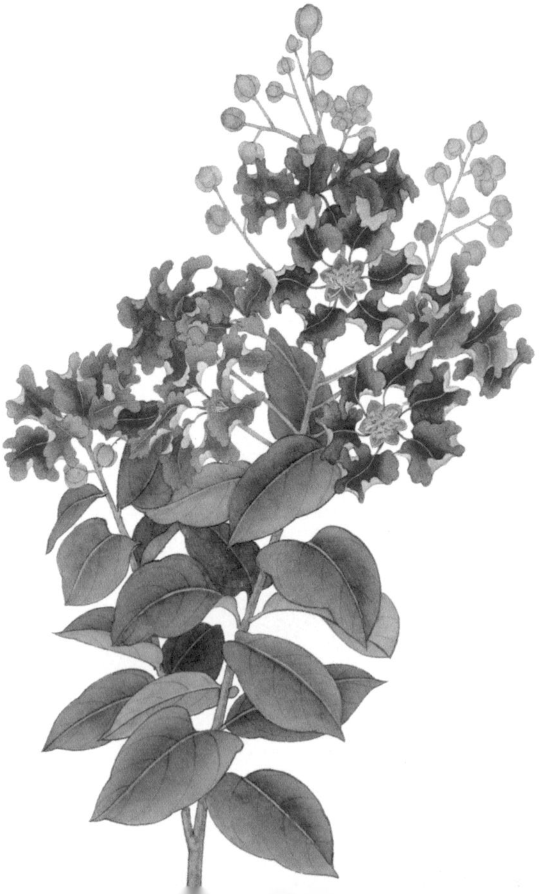

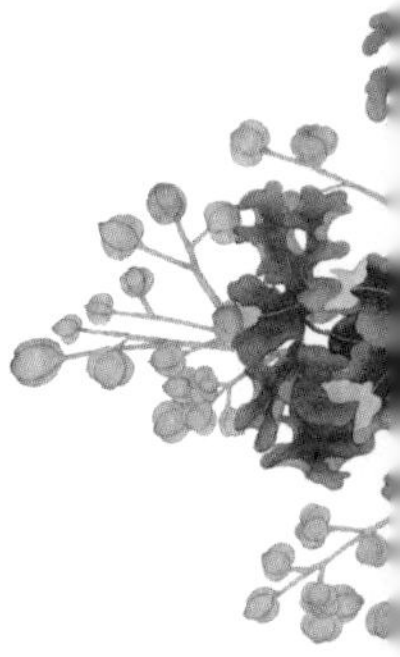

紫薇花

别　　名　痒痒花、紫金花、紫兰花、蚊子花、百日红。

形　　态　花淡红色或紫色、白色，直径3~4厘米，常组成7~20厘米的顶生圆锥花序；花梗长3~15毫米，中轴及花梗均被柔毛；花萼长7~10毫米，外面平滑无棱，但鲜时萼筒有微突起短棱，两面无毛，裂片6片，三角形，直立，无附属体；花瓣6片，皱缩，长12~20毫米，具长爪；雄蕊36~42枚，外面6枚着生于花萼上，比其余的长得多；子房3~6室，无毛。

花　　期　6—9月。

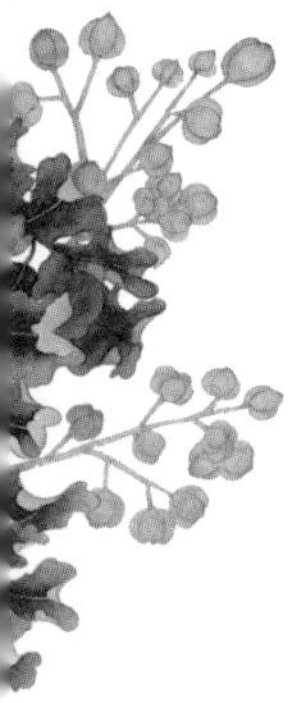

性味功效 微苦、涩，性平。具有活血止血、解毒消肿的功效。

药　　用 主治：疮疖痈疽；小儿胎毒；疥癣；血崩；肺痨咳血；小儿惊风。

方药：紫薇花10~15克。

用法：内服，煎汤，或研末。外用，适量，研末调敷，或煎水洗。孕妇忌服。

节气养生

秋天主“收”，情绪要收敛，凡事不躁进亢奋，也不畏缩郁结。处暑时节不宜急于增加衣服，“春捂秋冻”的目的在于提高我们身体对寒冷的抵御能力，增强呼吸系统对寒冷的适应能力，降低呼吸系统疾病的发病率。处暑时节的秋燥尤为严重，燥气容易损伤肺部，要少食苦瓜、杏、羊肉等苦燥食物。宜食梨、萝卜、藕、香蕉、百合、银耳等养阴生津的食物。秋高气爽适宜户外运动，可以做一些登山、慢跑、郊游等户外运动。

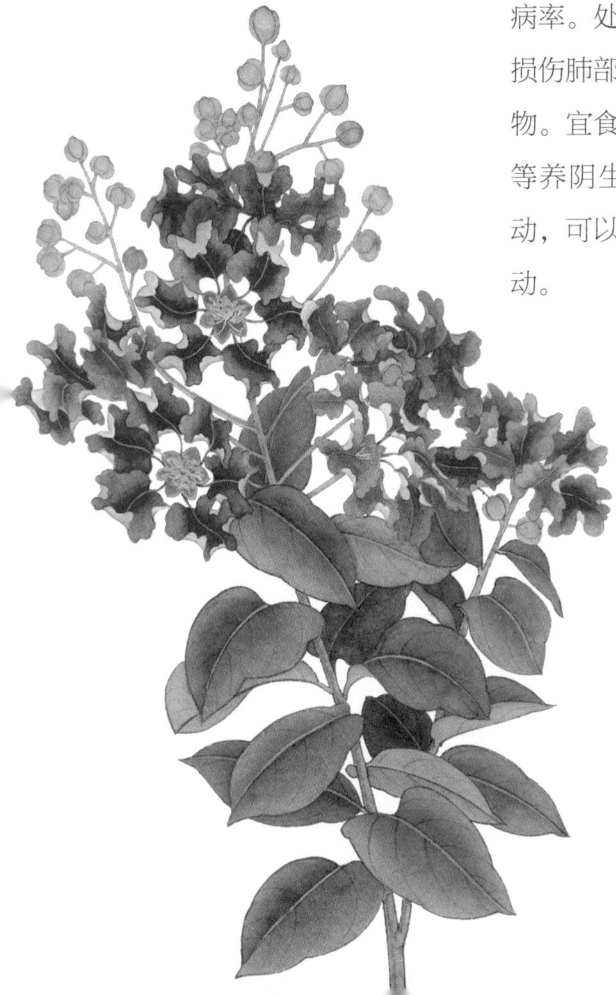

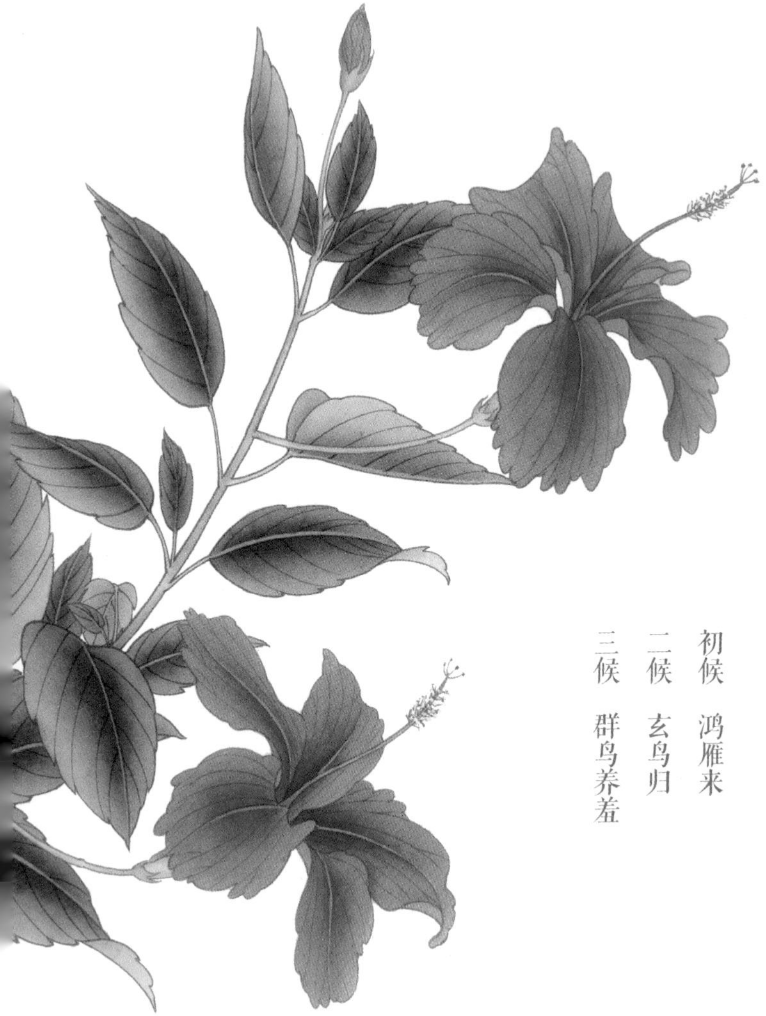

白露

9月7日或8日始

初候　鸿雁来

二候　玄鸟归

三候　群鸟养羞

蒹葭

先秦·佚名

蒹葭苍苍，白露为霜。所谓伊人，在水一方。
溯洄从之，道阻且长。溯游从之，宛在水中央。
蒹葭萋萋，白露未晞。所谓伊人，在水之湄。
溯洄从之，道阻且跻。溯游从之，宛在水中坻。
蒹葭采采，白露未已。所谓伊人，在水之涘。
溯洄从之，道阻且右。溯游从之，宛在水中沚。

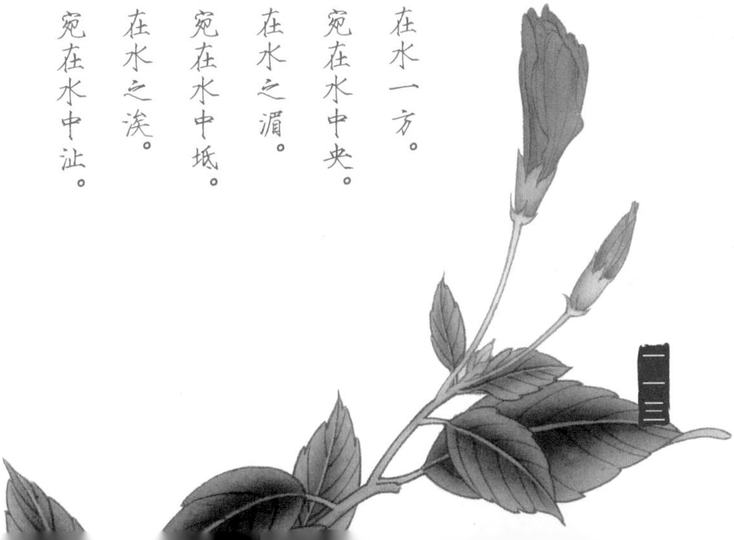

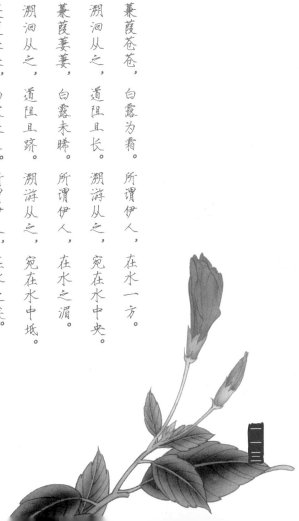

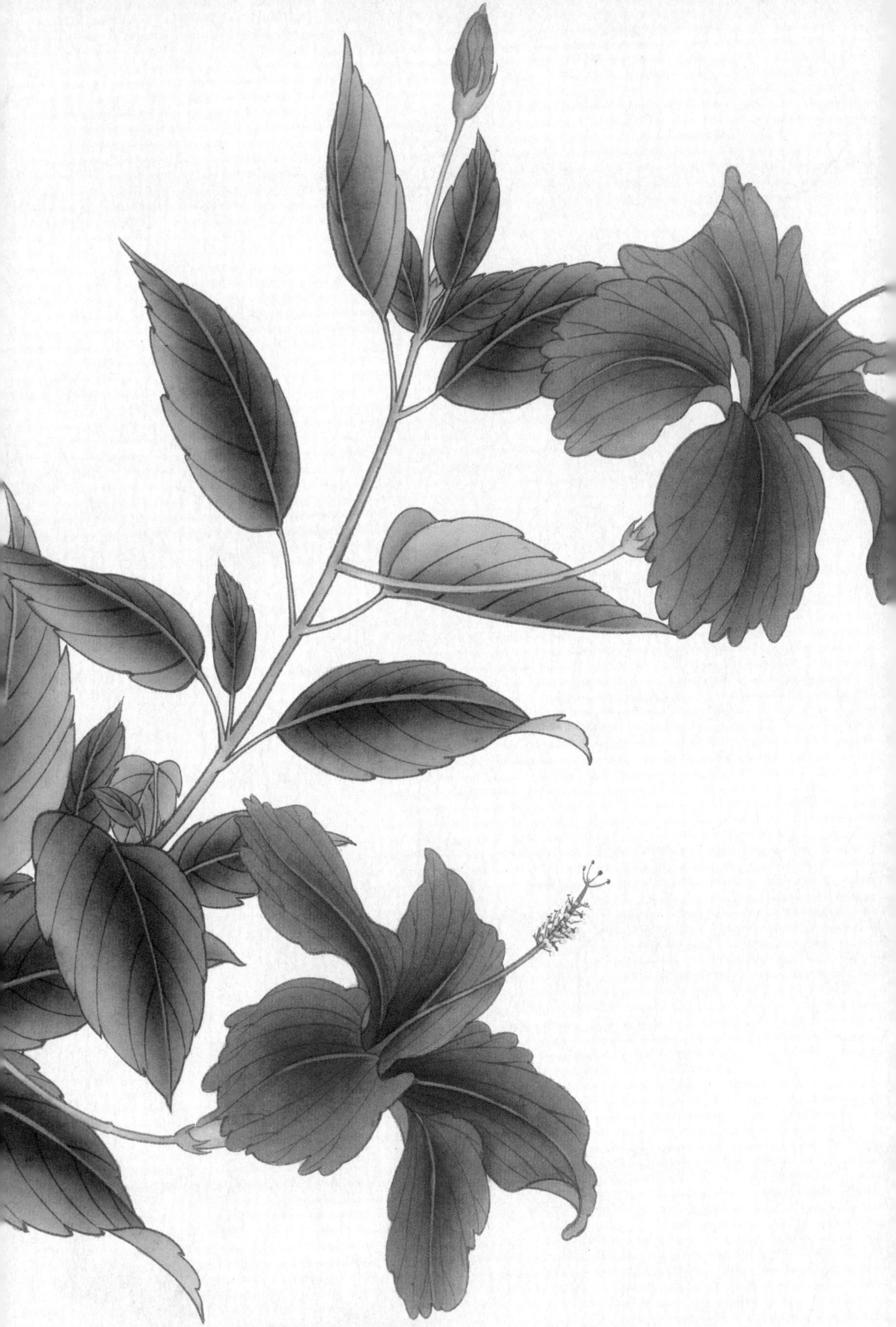

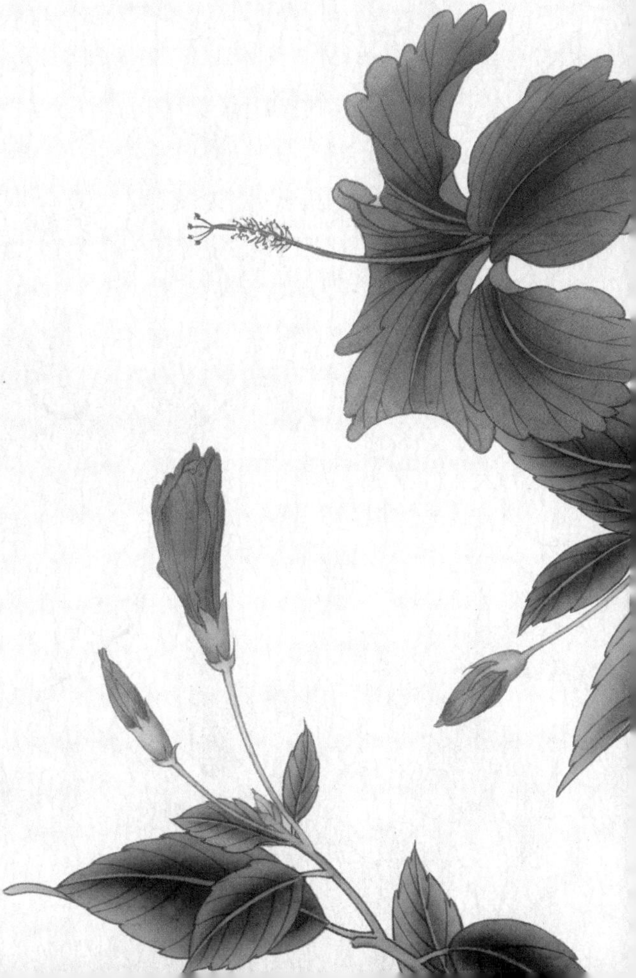

朱槿花

唐·李绅

瘴烟长暖无霜雪，槿艳繁花满树红。
每叹芳菲四时厌，不知开落有春风。

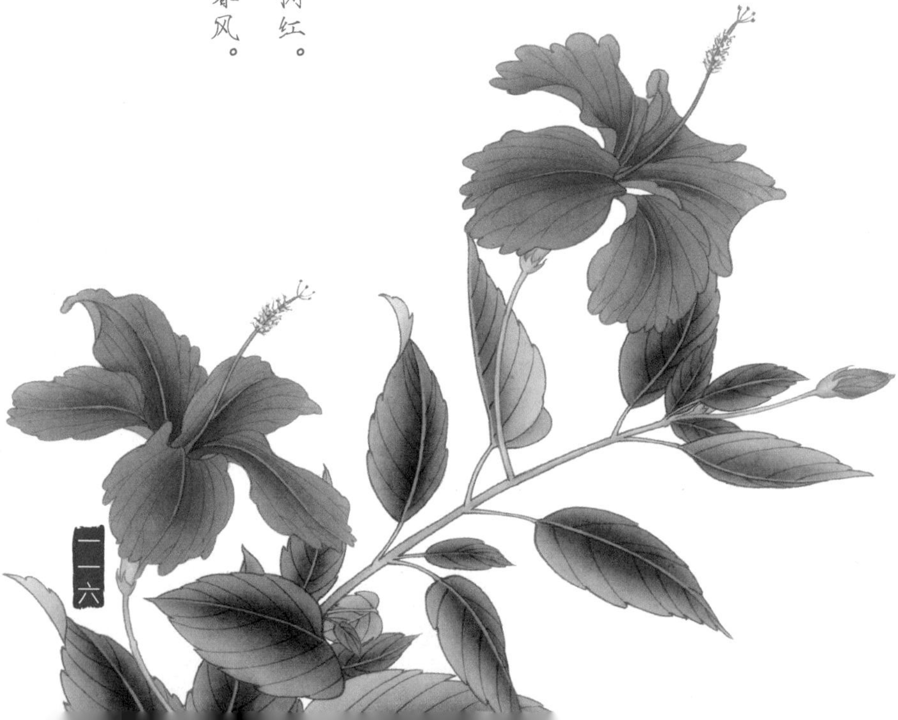

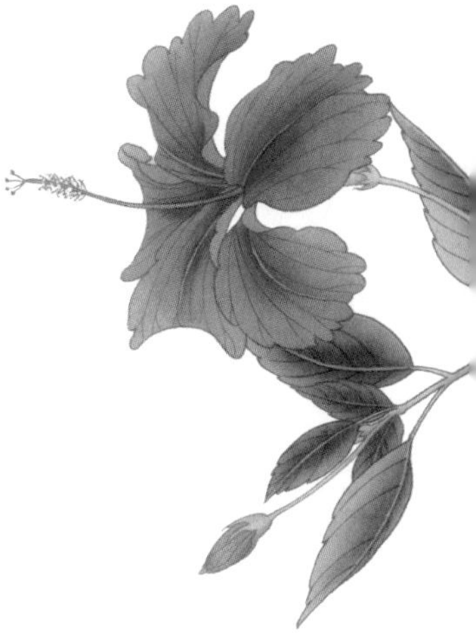

朱　槿

别　　名　扶桑、赤槿、佛桑、红木槿、桑槿、大红花、状元红。

形　　态　花单生于上部叶腋间，常下垂，花梗长3~7厘米，疏被星状柔毛或近平滑无毛，近端有节；小苞片6~7片，线形，长8~15毫米，疏被星状柔毛，基部合生；萼钟形，长约2厘米，被星状柔毛，裂片5片，卵形或披针形；花冠漏斗形，直径6~10厘米，玫瑰红或淡红、淡黄等色，花瓣倒卵形，先端圆，外面疏被柔毛；雄蕊柱长4~8厘米，平滑无毛；花柱枝5支。

花　　期　花期全年，夏秋最盛。

性味功效　味甘，性平。解毒消肿，利水，调经。

药　　用　主治：急性结膜炎。

方药：木槿花10克，野菊花9克，犁头草15克。

用法：沸水泡，分水服之。连服3~5天。

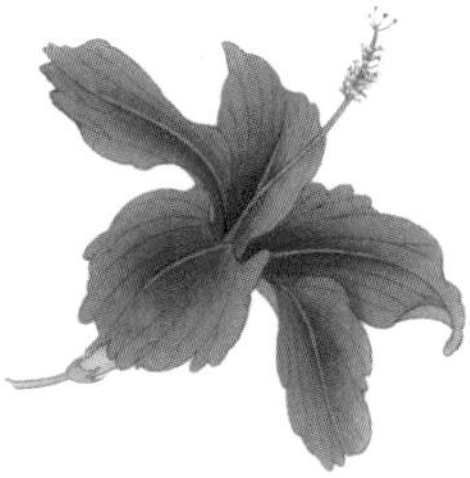

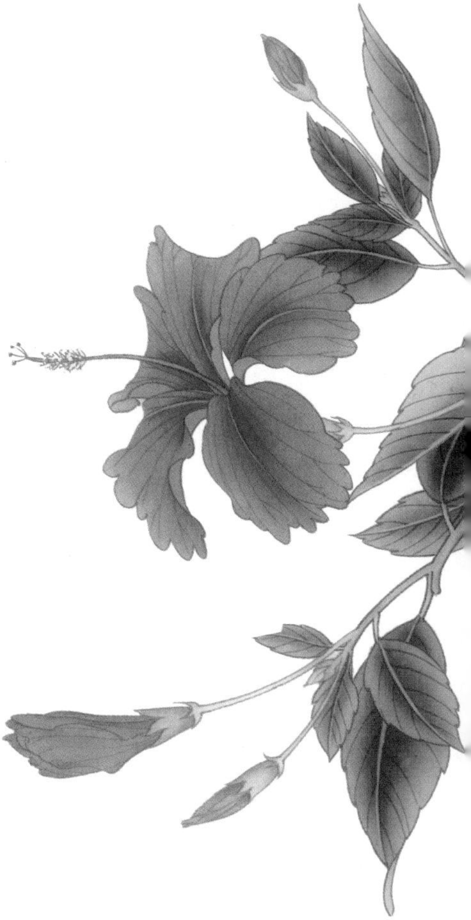

节气养生

“白露勿露身，早晚要叮咛。”白露时节天气转凉，不能袒露身体，睡卧不可贪凉，否则容易着凉感冒，或引起肺部感染。预防“秋燥”，注意补充水分。宜适量摄入人参、沙参、西洋参、百合、杏仁、川贝等。白露后运动量和运动强度可以适量加大，可选择慢跑、太极拳、体操、篮球、羽毛球等运动。

秋分

9月22日或23日始

初候　雷始收声

二候　蛰虫坯户

三候　水始涸

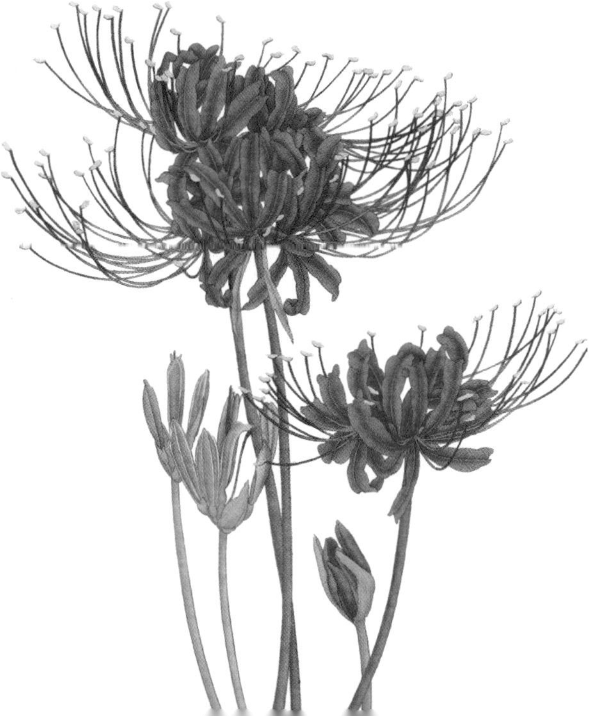

秋分前三日偶成

宋·释文珦

秋光几一增，在候已无雷。
昱气凝为露，嘉禾秀出胎。
燕衔余暑去，虫唤嫩寒来。
泡影非能久，流光又苦催。

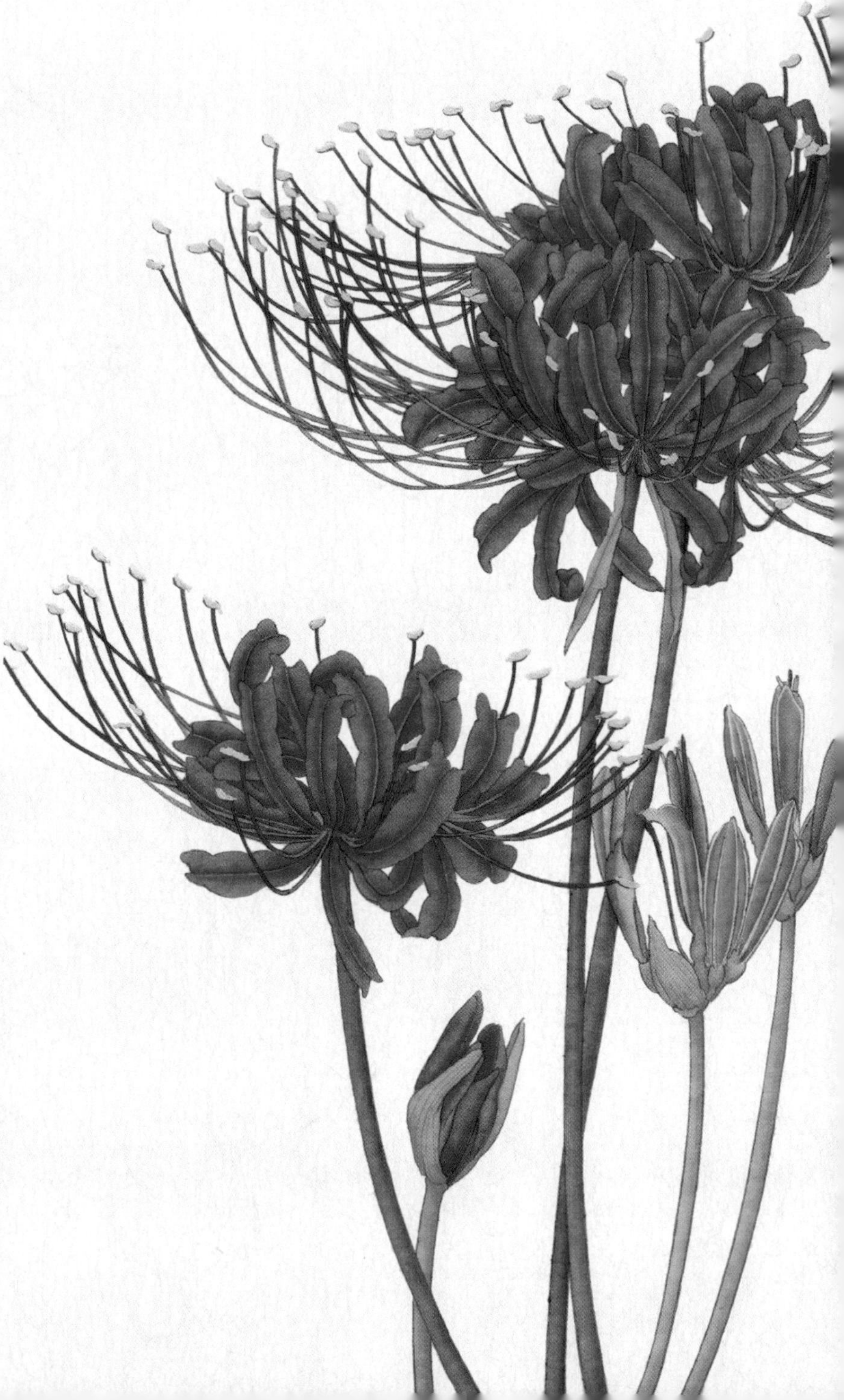

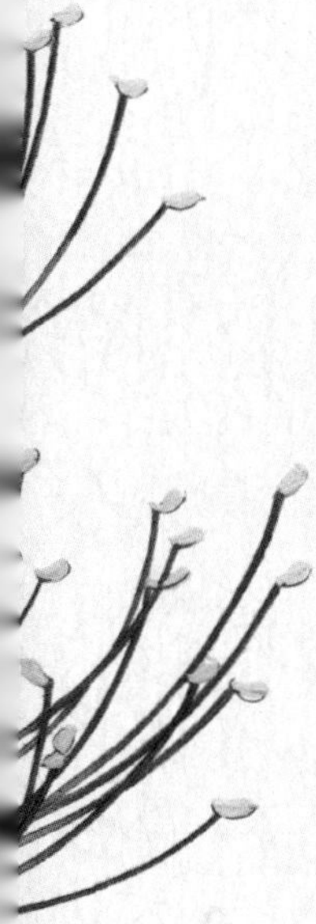

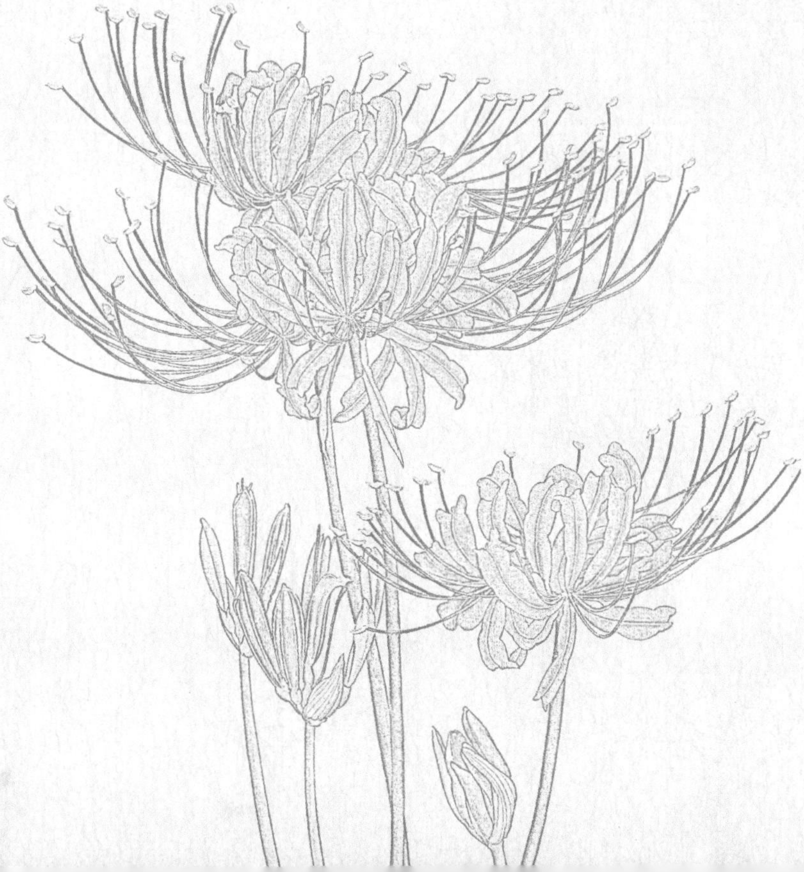

无题

无名氏

彼岸花开开彼岸，断肠草愁愁断肠。
奈何桥前可奈何，三生石前定三生。

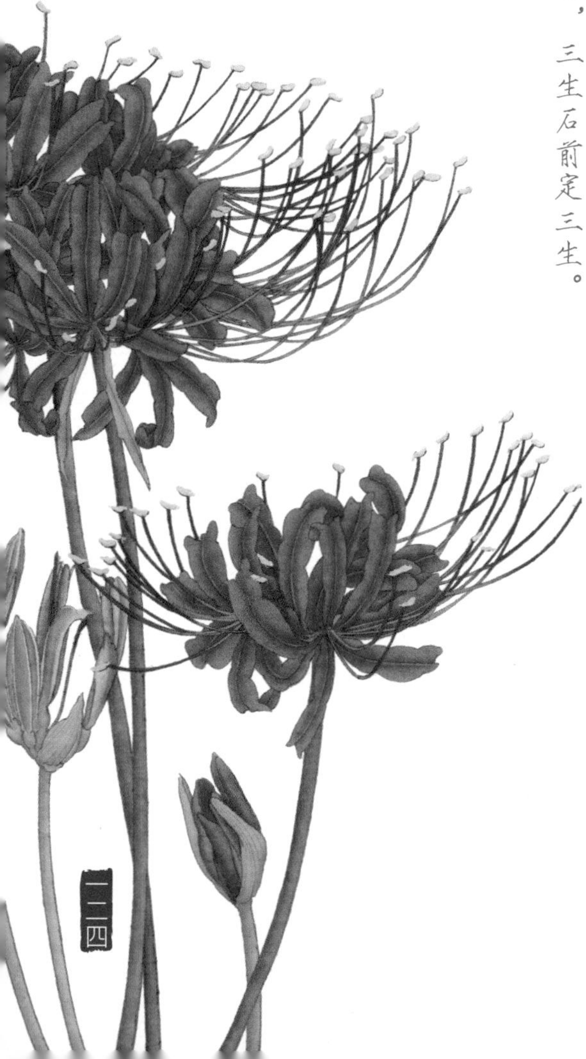

彼岸花

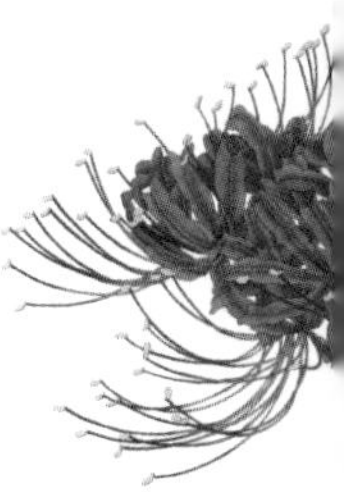

别　　名　红花石蒜、曼珠沙华。

形　　态　花茎高约30厘米，顶生，伞形花序，有4~7花；总苞片2片，披针形，长约3.5毫米，宽约5毫米；花两侧对称，鲜红色，花被筒绿色，长约5毫米；花被裂片窄倒披针形，长约3厘米，宽约5毫米，外弯，边缘皱波状；雄蕊伸出花被，比花被长约1倍。

花　　期　9—10月。

性味功效　红花石蒜鳞茎性温，味辛、苦，有毒。入药有催吐、祛痰、消肿、止痛、解毒之效。但如误食，可能会导致中毒，轻者呕吐、腹泻，重者可能会导致中枢神经系统麻痹，有生命危险。

药　　用　红花石蒜多以鳞茎入药，少见以花入药。

主治：疔疮肿毒。

方药：红花石蒜（鳞茎）适量。

用法：捣烂敷患处。

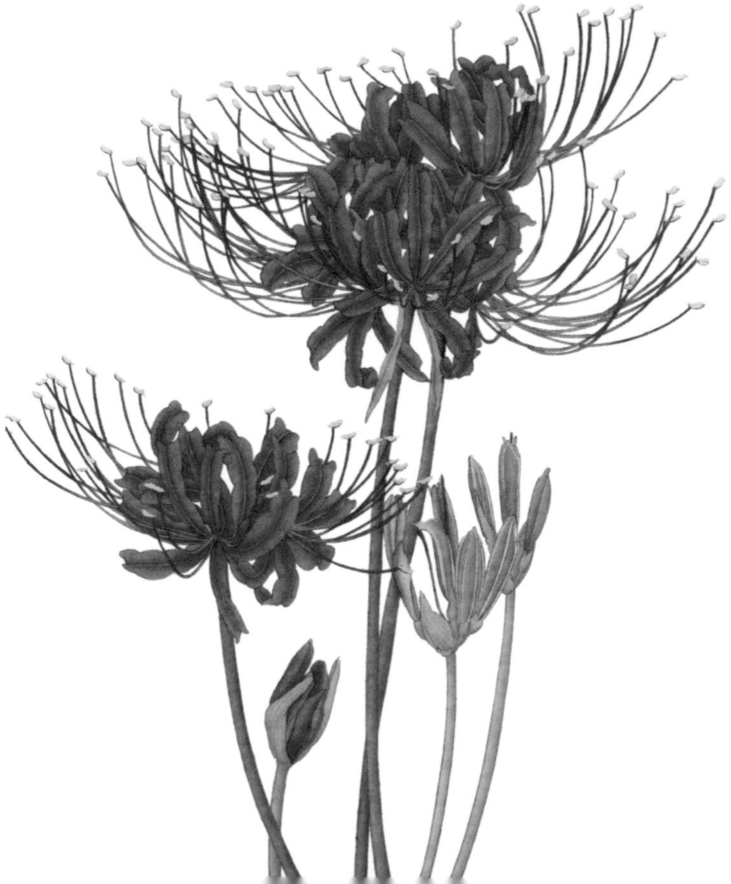

节气养生

秋分时节，天气转凉，自然界到处呈现一片凄凉的景象，人们易产生“悲秋”之感。要注意情志调养，保持心气平和。秋分后皮肤油脂分泌会有所减少，洗脸的次数不宜太多，控制洗脸的水温，洗面奶不宜用清洁力太强的，洁面后要注意涂抹护肤品。秋分时节宜食螃蟹，此时螃蟹肉嫩味美，蛋白质含量高，且含有丰富的钙、磷、铁及维生素A等。螃蟹要清洗干净、除去内脏并蒸熟才能吃，不宜吃死螃蟹。螃蟹性寒，食用时须蘸葱、姜、醋等调味品，不宜多吃。

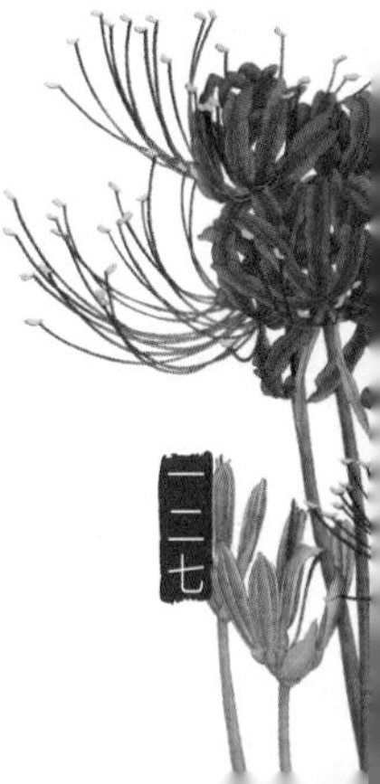

寒露

10月8日前后始

初候　鸿雁来宾

二候　雀入大水为蛤

三候　菊有黄华

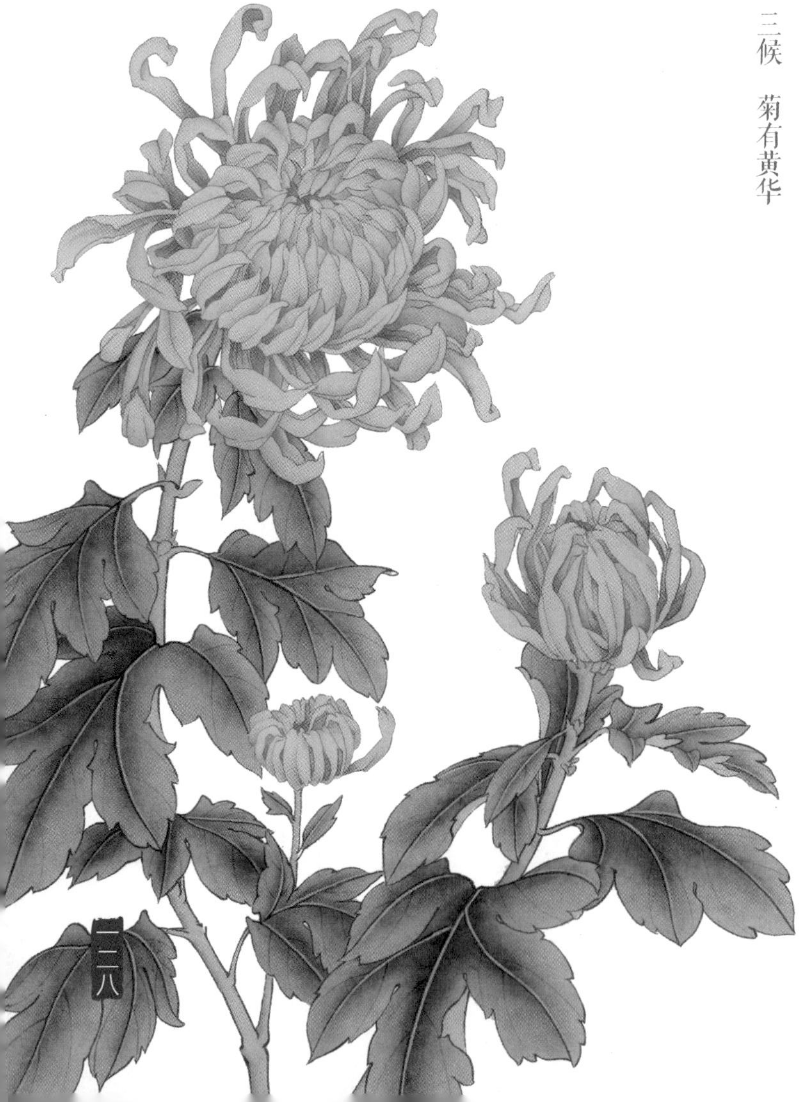

寒露日阻风雨左里诗

宋·曹彦约

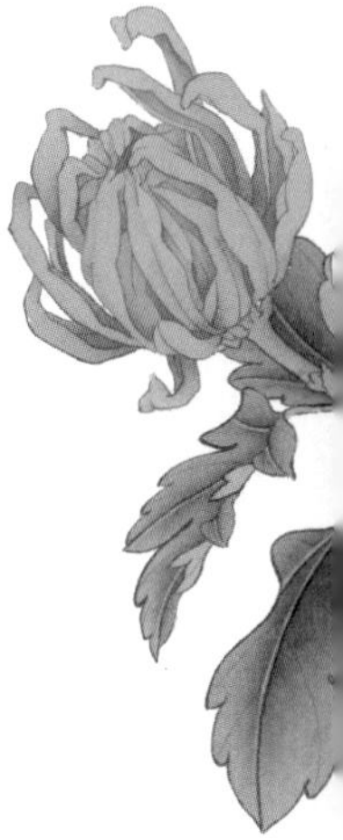

久谓热当雨，兹来归近家。
露寒迟应节，天变勇飞沙。
瓮白应浮酒，篱黄可著花。
一江三十里，直欲问仙槎。

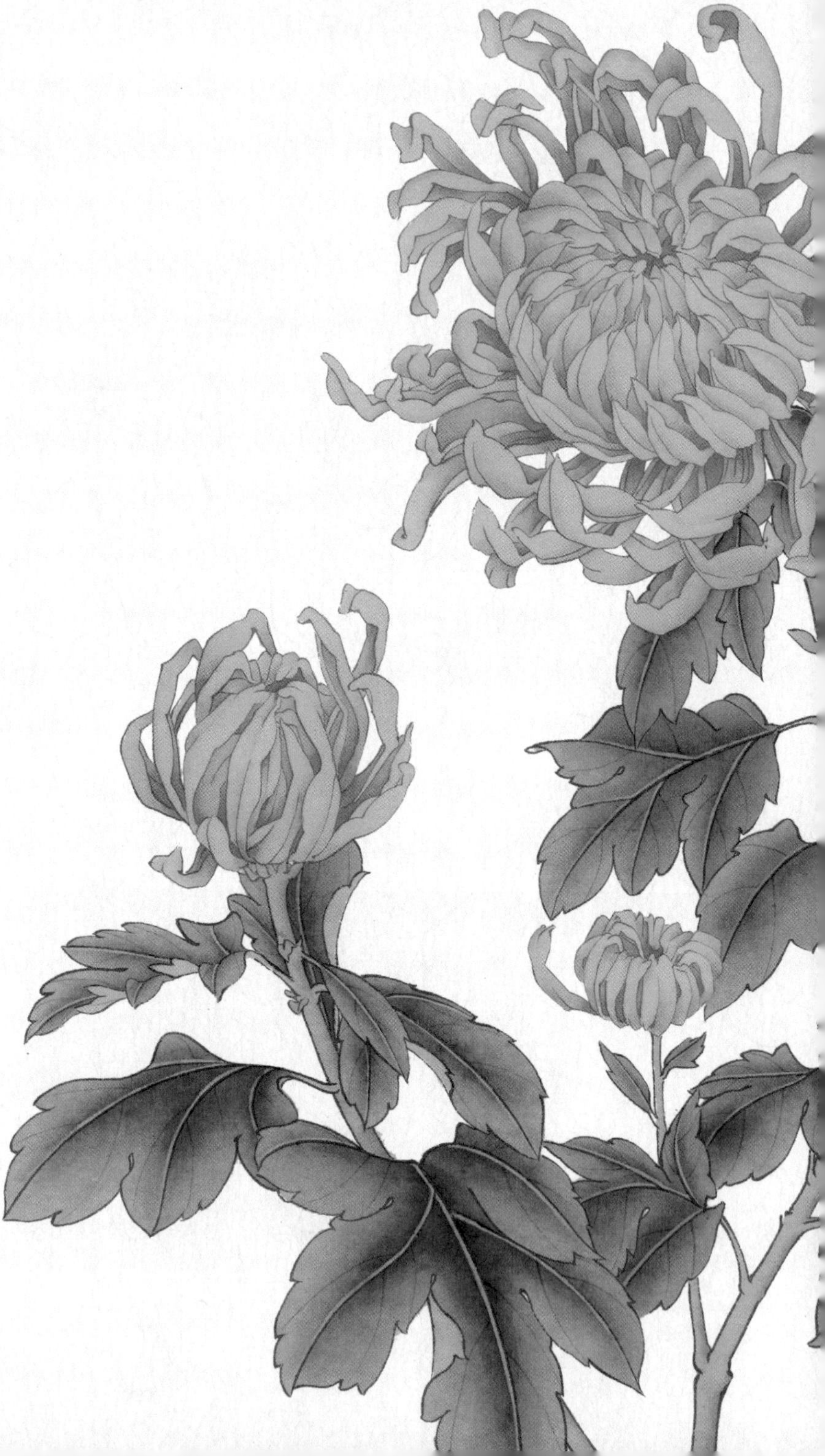

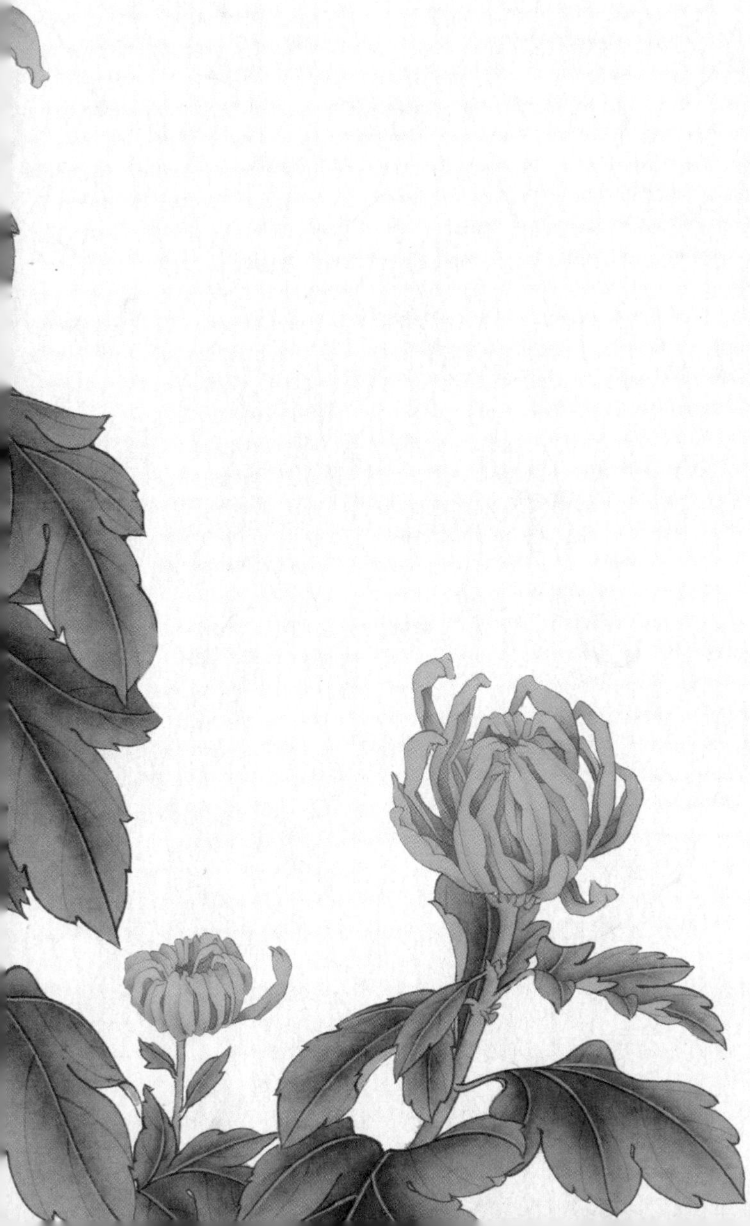

饮酒·其五

东晋·陶渊明

结庐在人境，而无车马喧。
问君何能尔？心远地自偏。
采菊东篱下，悠然见南山。
山气日夕佳，飞鸟相与还。
此中有真意，欲辨已忘言。

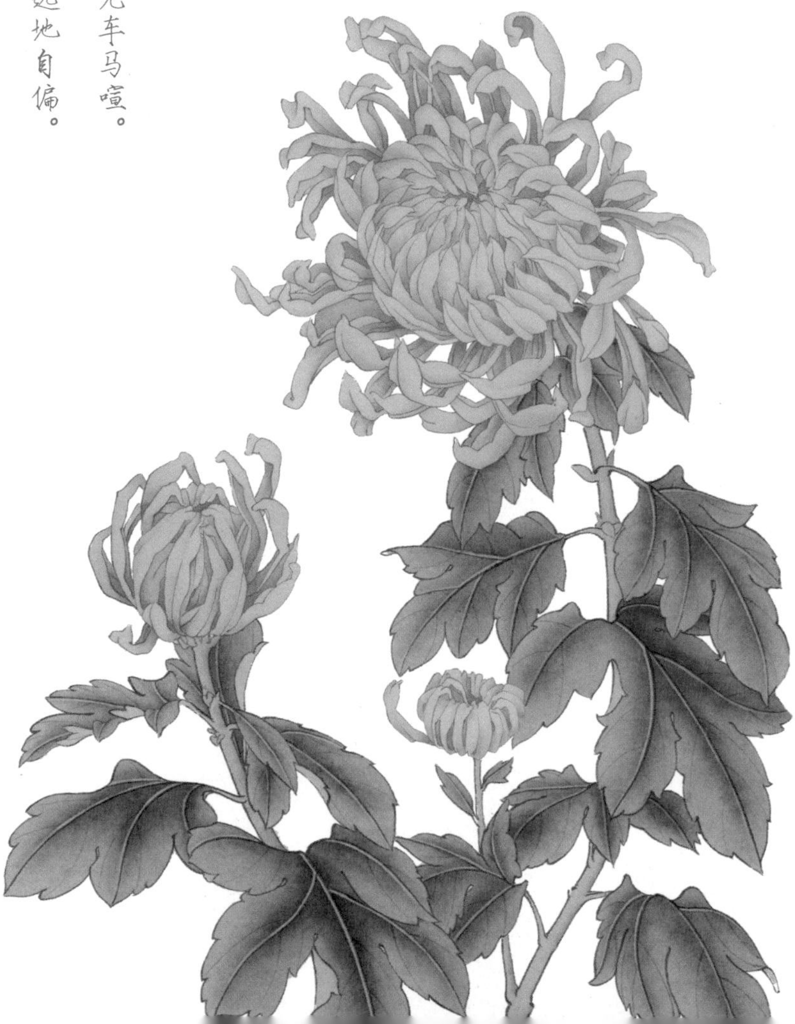

菊　花

别　　名　寿客、金英、黄华、秋菊、陶菊、日精、女华、延年、隐逸花、家菊。

形　　态　头状花序，径2.5~20厘米，单生或数个集生于茎枝顶端，外层总苞片绿色，线形，边缘膜质。管状花黄色；舌状花白、红、紫或黄色。

花　　期　大型菊为10—11月。

性味功效 味辛、甘、苦，性微寒。疏散风热，平肝明目，清热解毒。

药　　用 第一方

主治：酒精中毒。

方药：菊花30克，山楂30克，葛根30克，甘草10克。

用法：水煎去渣，分3次服。

第二方

主治：睡眠不足，虚火上炎。

方药：菊花10克，金银花10克，玄参15克，甘草3克。

用法：开水泡当茶饮。

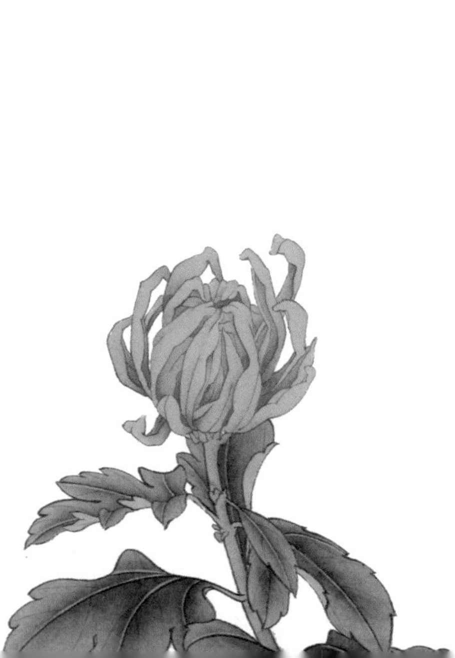

节气养生

寒露时节，气温继续降低、空气比较干燥，流行性感冒进入高发期。要适时增添衣物，加强锻炼，增强体质。“寒露脚不露”，应注重足部保暖。睡前不宜饮用太多水，以免增加夜尿的频率。但也不要憋尿，否则尿液中的毒素长期储存在体内易引发膀胱炎。饮食方面，要多吃生津增液的食物，如梨、藕、萝卜、蜂蜜等。瘦肉、蛋类、豆类等蛋白质含量丰富的食物，以及豆腐、芝麻等钙元素含量较高的食物也是不错的选择。运动健身方面，运动量可适当加大，注意预防运动创伤。

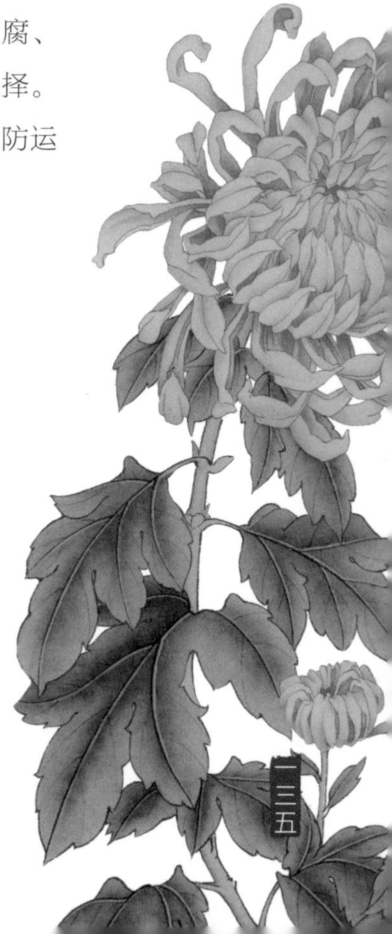

霜降

10月23日或24日始

初候　豺乃祭兽

二候　草木黄落

三候　蛰虫咸俯

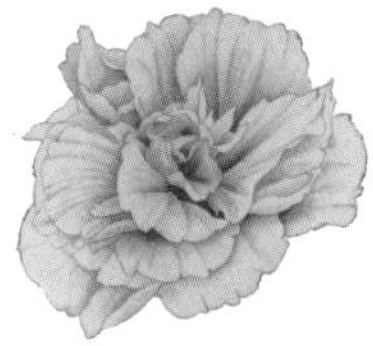

养法十二条

宋·贾似道

养到天寒霜降时，
附子煎汤冷浴伊。
常把盆中围得密，
此时方用水窝儿。

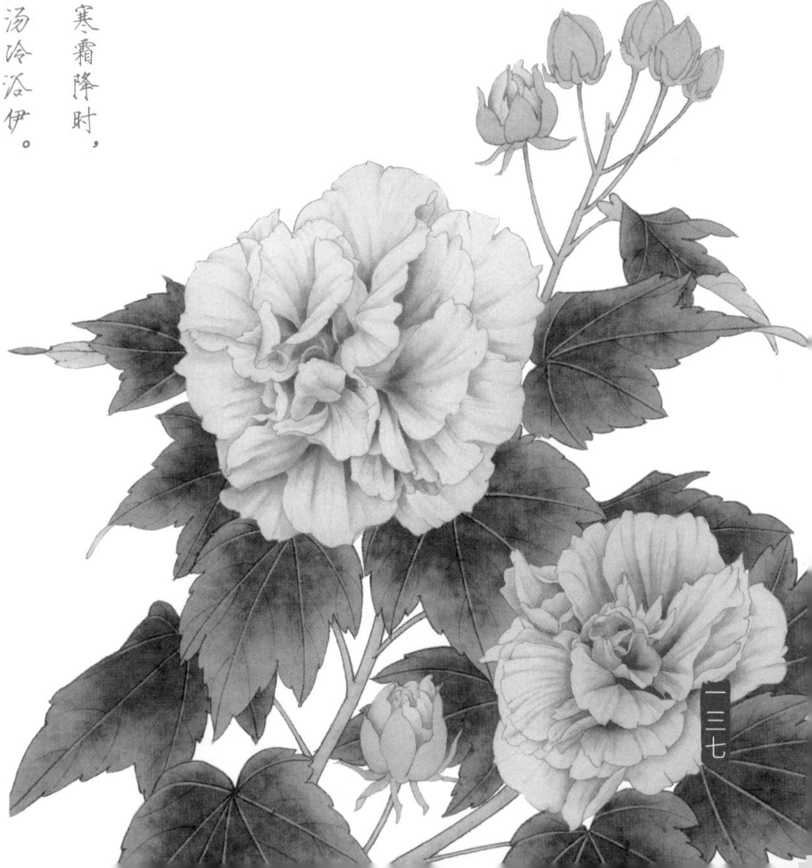

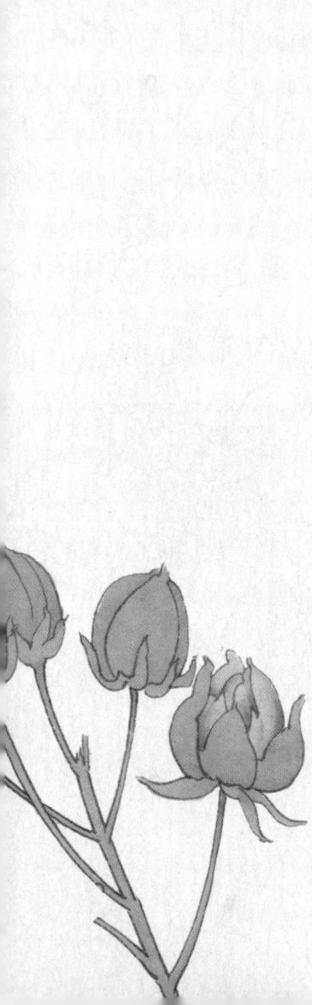

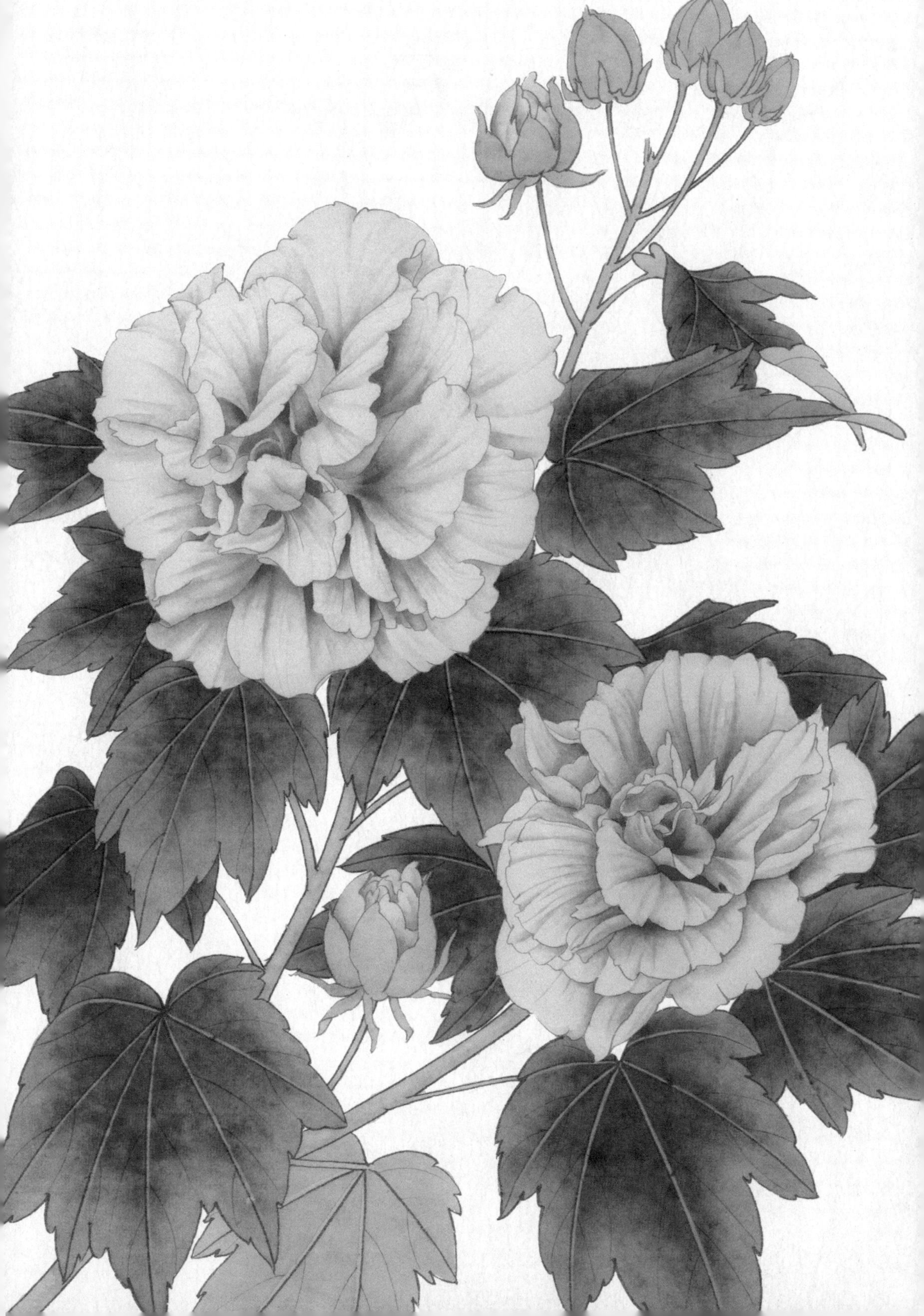

木芙蓉

宋·王安石

水边无数木芙蓉，
露染燕脂色未浓。
正似美人初醉著，
强抬青镜欲妆慵。

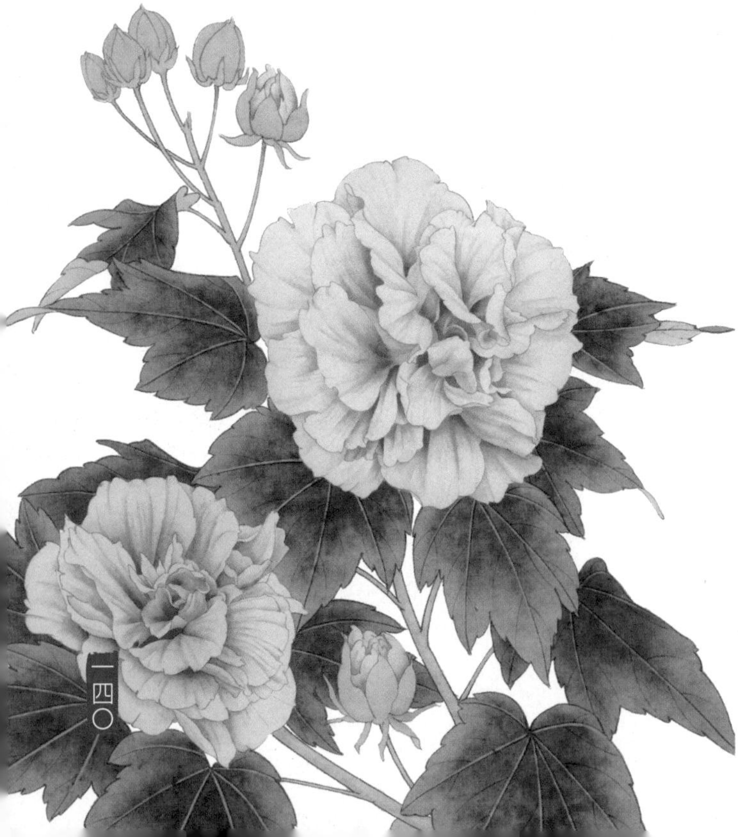

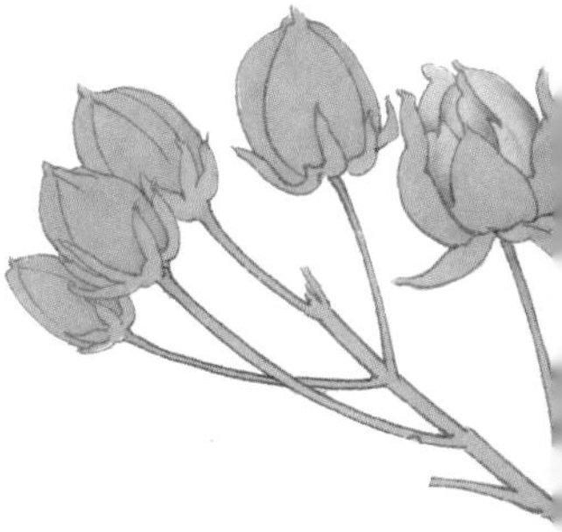

木芙蓉

别　　名　芙蓉花、木莲、拒霜花、地芙蓉、华木。

形　　态　花单生枝端叶腋；花梗长5~8厘米，近顶端具节；小苞片8片，线形，长1~1.6厘米，宽约2毫米，密被星状绵毛，基部合生；花萼钟形，长约3厘米，裂片5片，卵形，先端渐尖；花冠初白或淡红色，后深红色，径约8厘米，花瓣5片，近圆形，基部具髯毛；雄蕊柱长2~3厘米，无毛；花柱分枝5支，疏被柔毛，柱头头状。

花　　期　6—11月。

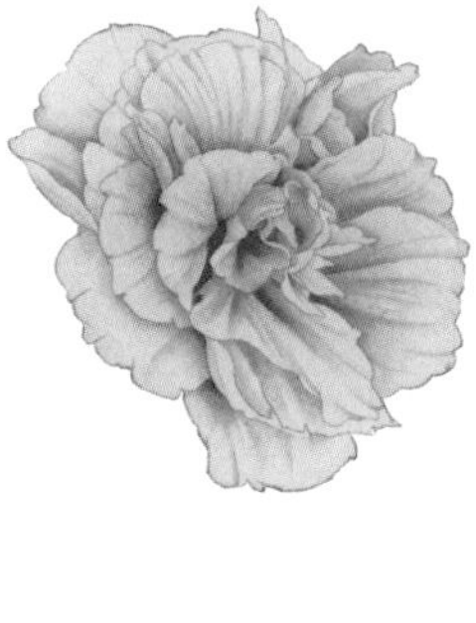

性味功效　微辛、性平。清热解毒，消肿排脓。

药　　用　第一方

主治：痈疖疔疮、无名肿毒。

方药：鲜木芙蓉花（或叶、根皮）适量，酒糟（或蜂蜜、鸡蛋清）少许。

用法：将鲜木芙蓉花（或叶、根皮）洗净，加酒糟（或蜂蜜、鸡蛋清），捣烂，外敷患处。

第二方

主治：跌打损伤、脱臼。

方药：鲜木芙蓉根皮、茶叶树根皮、苎麻根、泡桐树根皮各等量，面粉、鸡蛋清适量。

用法：伤处复位后，取鲜药去粗皮，洗净，共捣烂，加面粉适量、鸡蛋清2个，捣和调匀，外敷伤处。如有不适，应及时就医。

第三方

主治：月经不止。

方药：木芙蓉花30克，莲蓬壳30克。

用法：烘干，研细末。每次6克，米汤送服，每日2次。

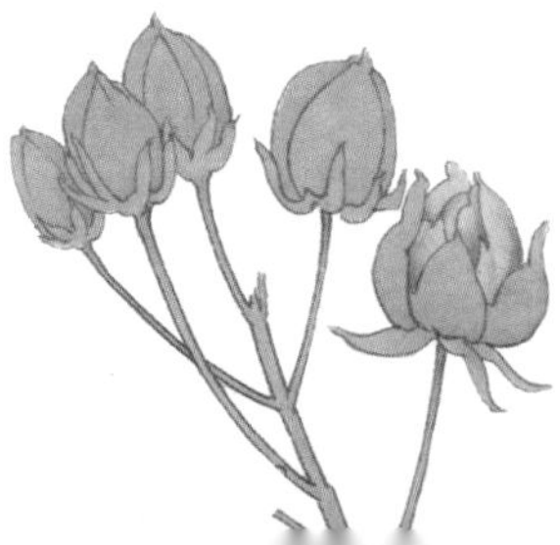

节气养生

霜降时节，脾脏功能处于旺盛时期，是慢性胃炎和胃、十二指肠溃疡的高发期，要注意情绪平和，劳逸结合，防寒保暖，尤其要注意腹部保暖。洗澡次数不宜过频，洗澡水温不宜太高，否则容易皮肤干燥。“补冬不如补霜降”，进补宜以润燥健脾养胃为主，多吃梨、苹果、白果、洋葱、雪里蕻、白薯、山药、山芋、藕、荸荠等食物，百合、蜂蜜、大枣、芝麻、核桃等也宜多吃。运动方面应量力而行，选择适宜的活动，运动前要充分热身。

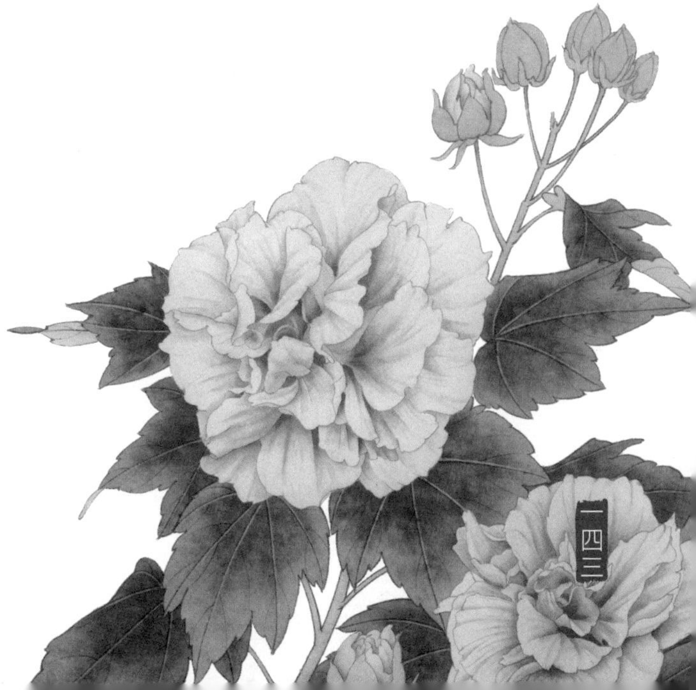

立冬

11月7日或8日始

初候　水始冰

二候　地始冻

三候　雉入大水为蜃

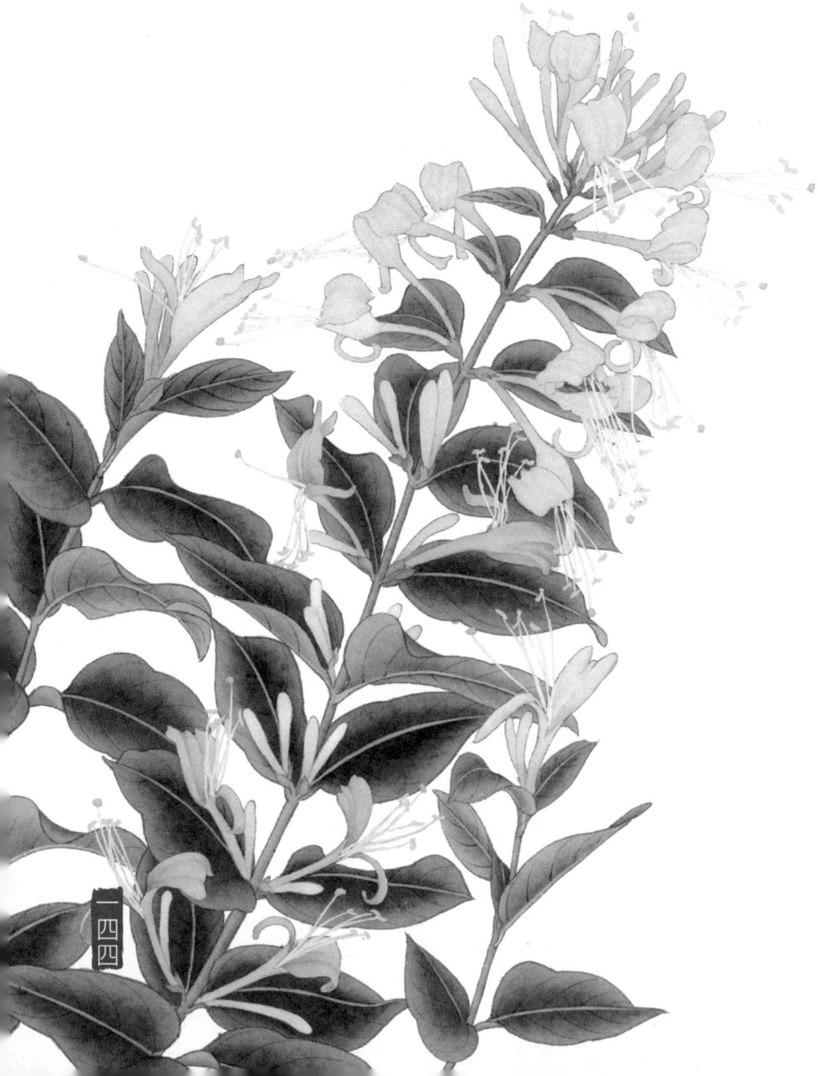

立冬即事二首（其一）

宋·仇远

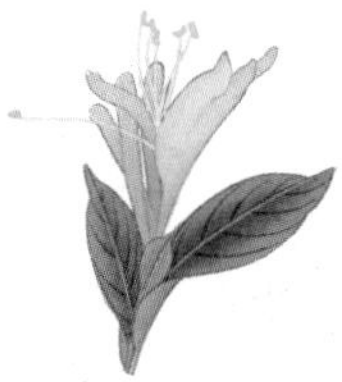

细雨生寒未有霜，
庭前木叶半青黄。
小春此去无多日，
何处梅花一绽香。

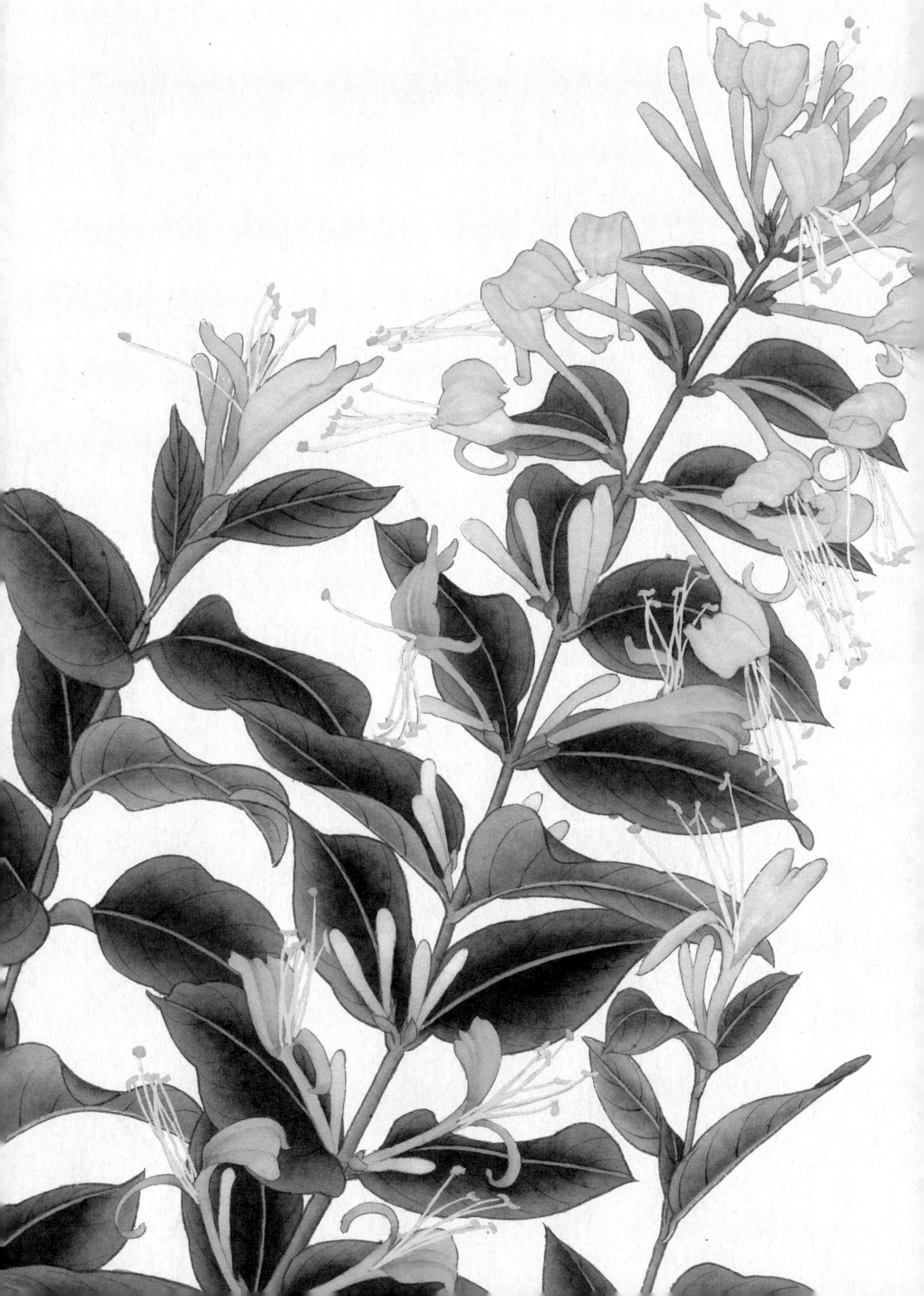

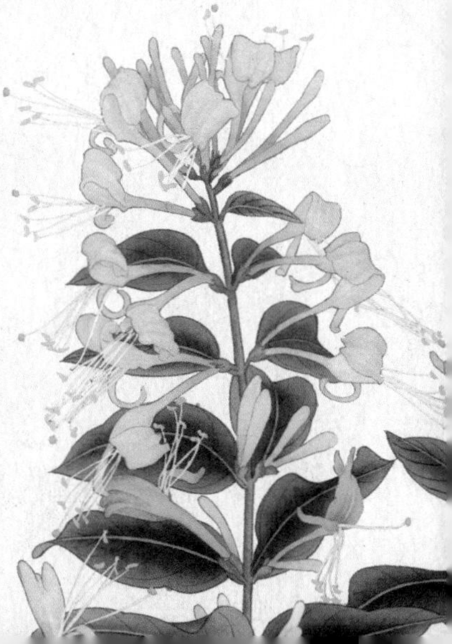

采鹭鸶藤，因而成咏寄家弟试之（节选）

金·段克己

有藤名鹭鸶，天生匪人育。
金花间银蕊，翠蔓自成簇。

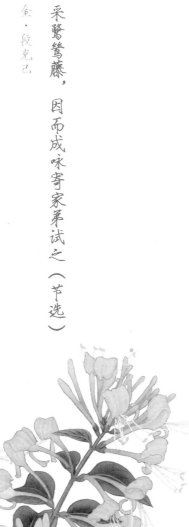

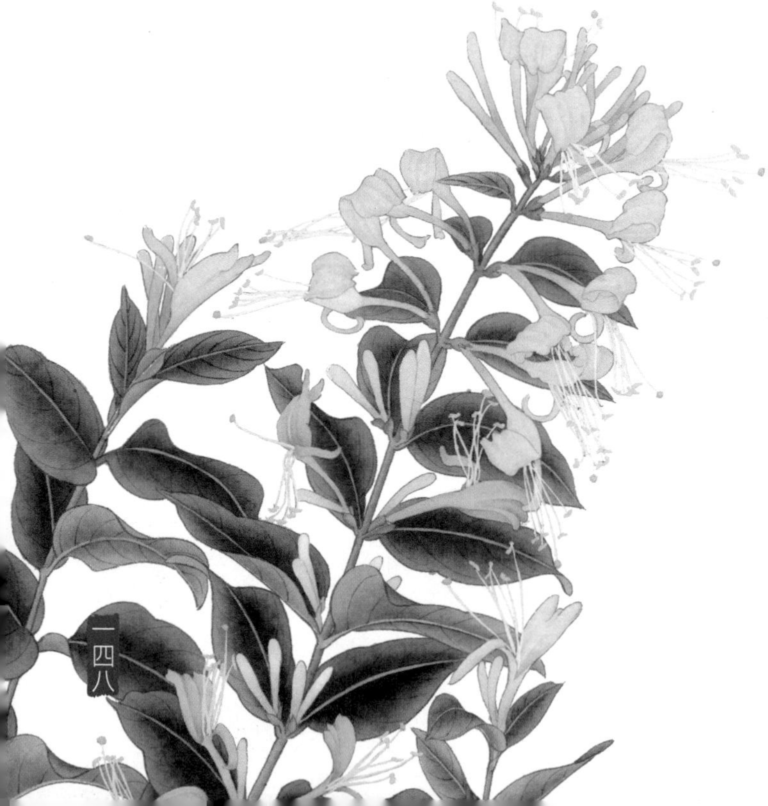

忍　冬

别　　名　鸳鸯藤、金银花。

形　　态　小苞片先端圆或平截，长约1毫米，有糙毛和腺毛；萼筒长约2毫米，无毛，萼齿卵状三角形或披针形，有长毛，外面和边缘有密毛；花冠初白色，后黄色，长（2）3～4.5（～6）厘米，唇形，被倒生糙毛和长腺毛，上唇裂片先端钝，下唇带状反曲；雄蕊和花柱高出花冠。

花　　期　4—6月（秋季亦常开花），果熟期10—11月。

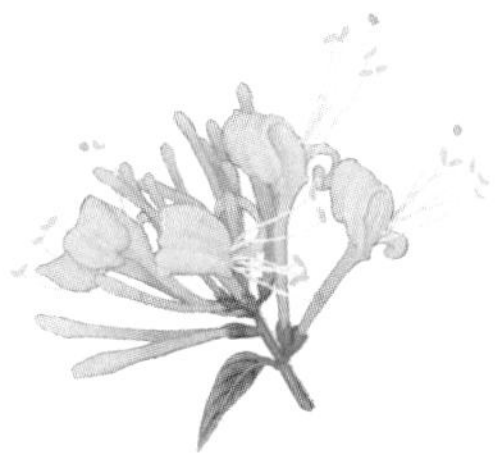

性味功效 味甘，性寒；气芳香。清热而不伤胃，芳香透达又可祛邪。

药　　用 第一方

主治：牙龈肿痛。

方药：金银花15克，白糖5克。

用法：将金银花煎水去渣，加入白糖，分2次，早、晚饭前服。

第二方

主治：急性肾炎。

方药：金银花15克，紫花地丁15克，白茅根30克。

用法：水煎服，每日1剂，连服5~7天。

第三方

主治：急性阑尾炎。

方药：金银花15克，防风6克，荆芥6克，连翘10克，生地黄10克，黄芩10克，野菊花15克，土茯苓10克，大黄5克，甘草3克。

用法：水煎服，每日1剂。

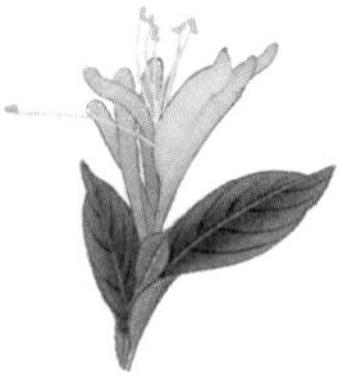

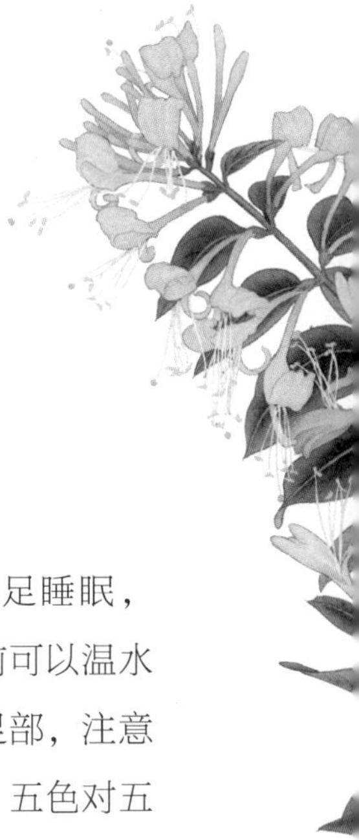

节气养生

立冬节气，早睡晚起，保证充足睡眠，有利于阳气潜藏，阴精蓄积。临睡前可以温水泡脚，揉搓足底涌泉穴。肾经起于足部，注意足部保健可以强健肾经。饮食方面，五色对五脏，冬季宜多吃黑色食品，有补肾乌发的功效。阳虚之人要注意补血扶阳，可以适当进补牛肉、羊肉。立冬时节也要进行适量运动，运动时的衣物要逐渐减少，热身后再脱外衣，户外锻炼结束后尽快回到室内，不要吹冷风，及时更换汗湿衣物，以防感冒。

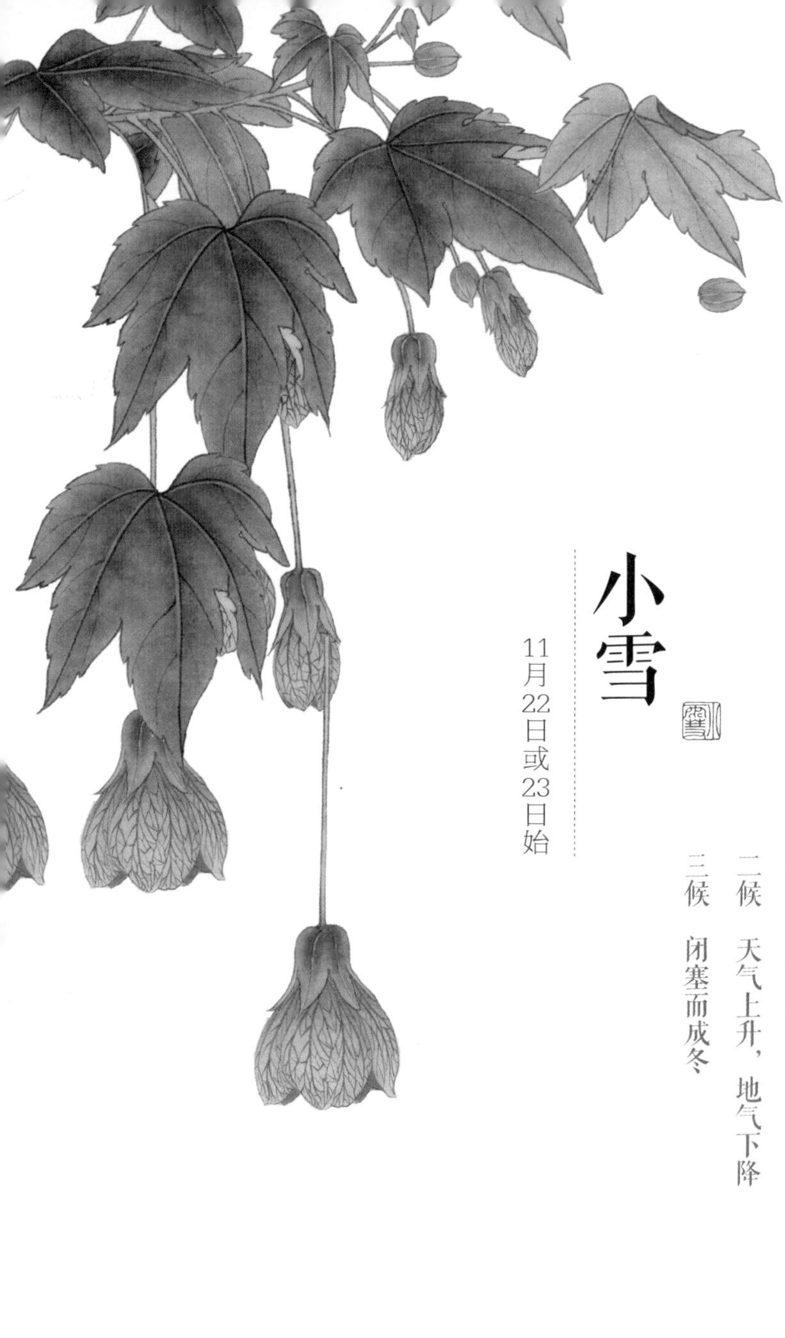

小雪

11月22日或23日始

初候　虹藏不见

二候　天气上升，地气下降

三候　闭塞而成冬

小雪

宋·释善珍

云暗初成霰点微，旋闻蔌蔌洒窗扉。
最愁南北犬惊吠，兼恐北风鸿退飞。
梦锦尚堪裁好句，鬓丝那可织寒衣。
拥炉睡思难撑拄，起唤梅花为解围。

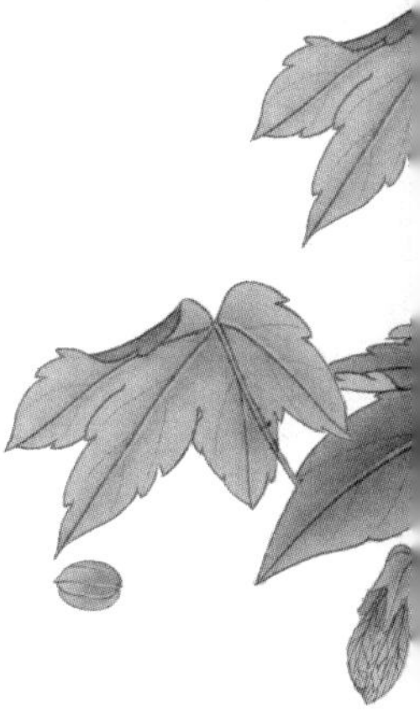

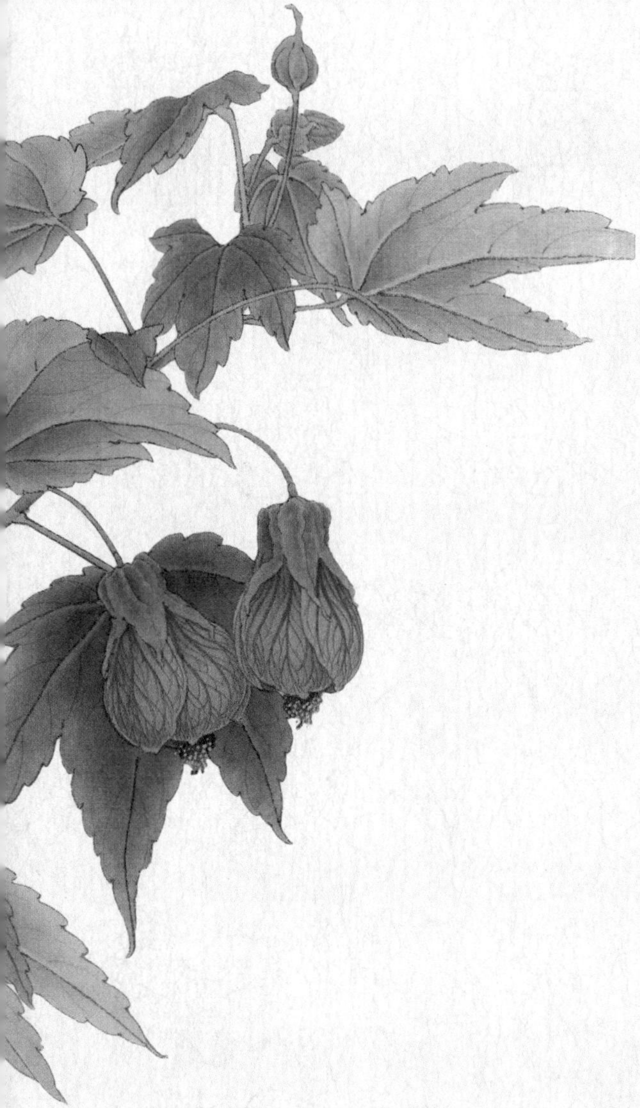

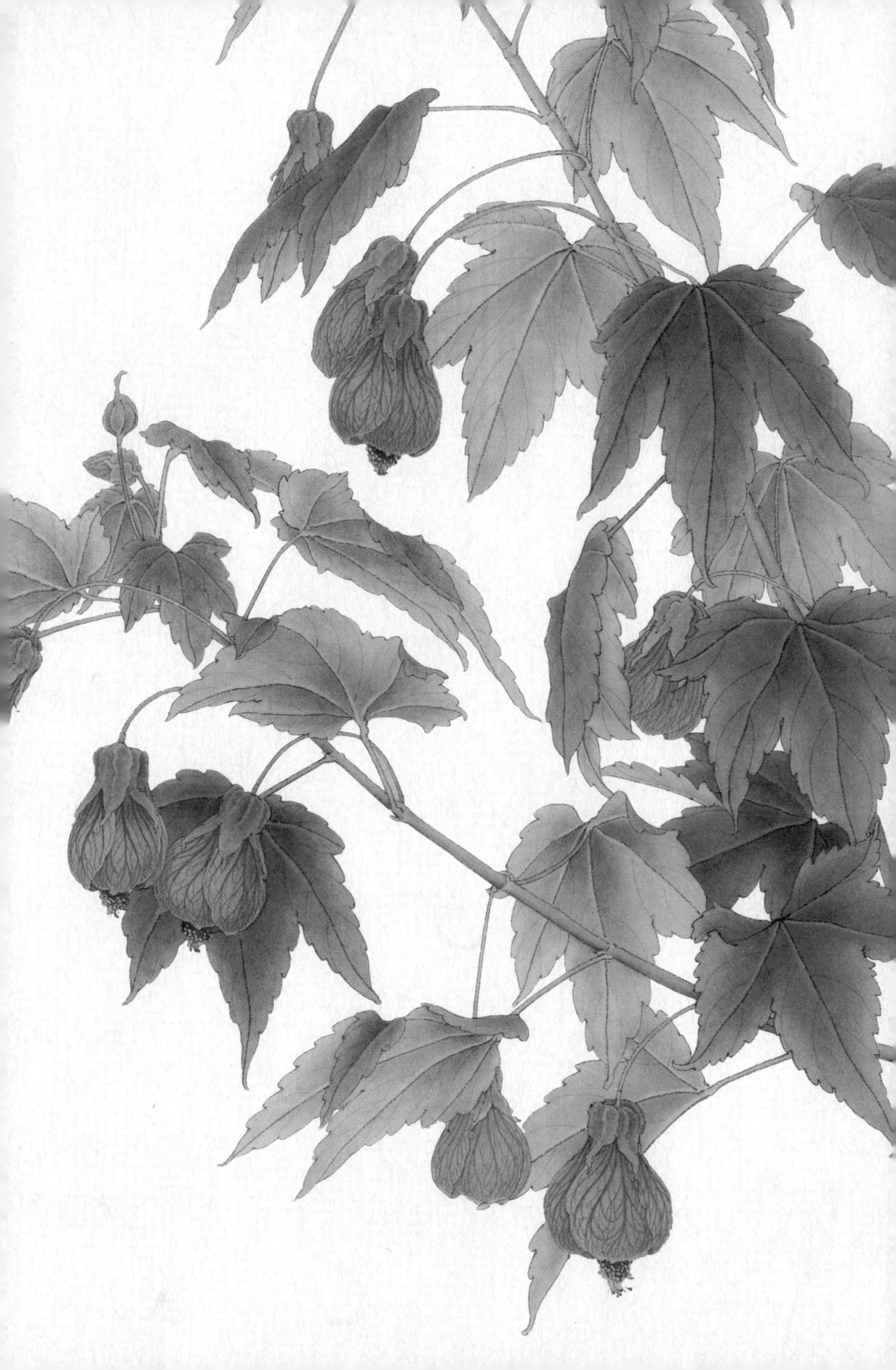

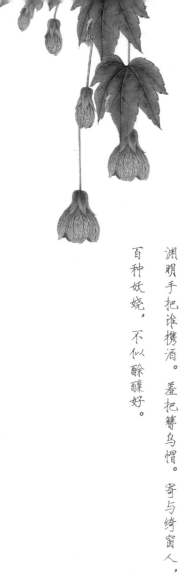

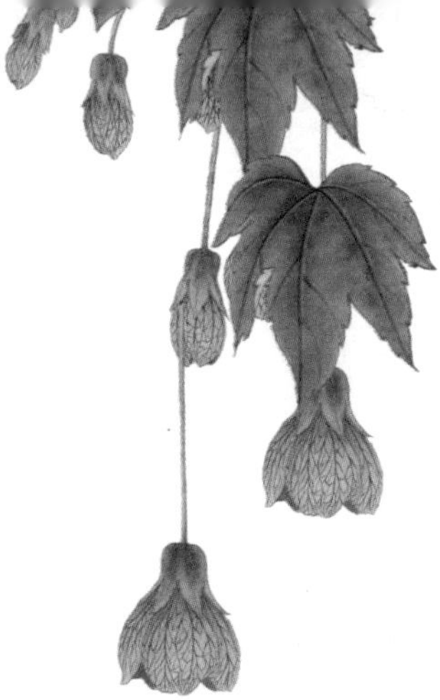

醉花阴（鸳鸯菊）

宋·杨无咎

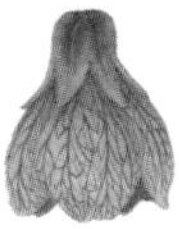

金铃玉屑嫌非巧。生作文鸳小。西帝也多情，
偷取佳名，分付闲花草。
渊明手把谁携酒。羞把簪乌帽。寄与绮窗人，
百种妖娆，不似酴醿好。

金铃花

别　　名　灯笼花、风铃花、脉纹悬铃花。

形　　态　花单生叶腋，花梗下垂，长7～10厘米；花萼钟形，橘黄色，具紫色条纹，长3～5厘米，径约3厘米，花瓣倒卵形；雄蕊柱长约3.5厘米，花药集生柱端；花柱紫色，突出于雄蕊柱顶端。

花　　期　5—10月。

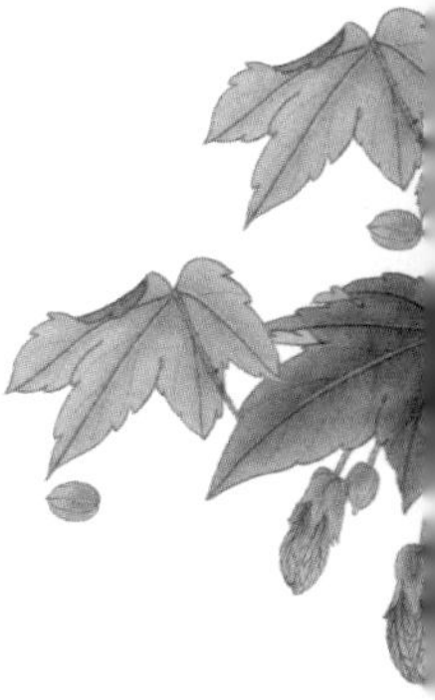

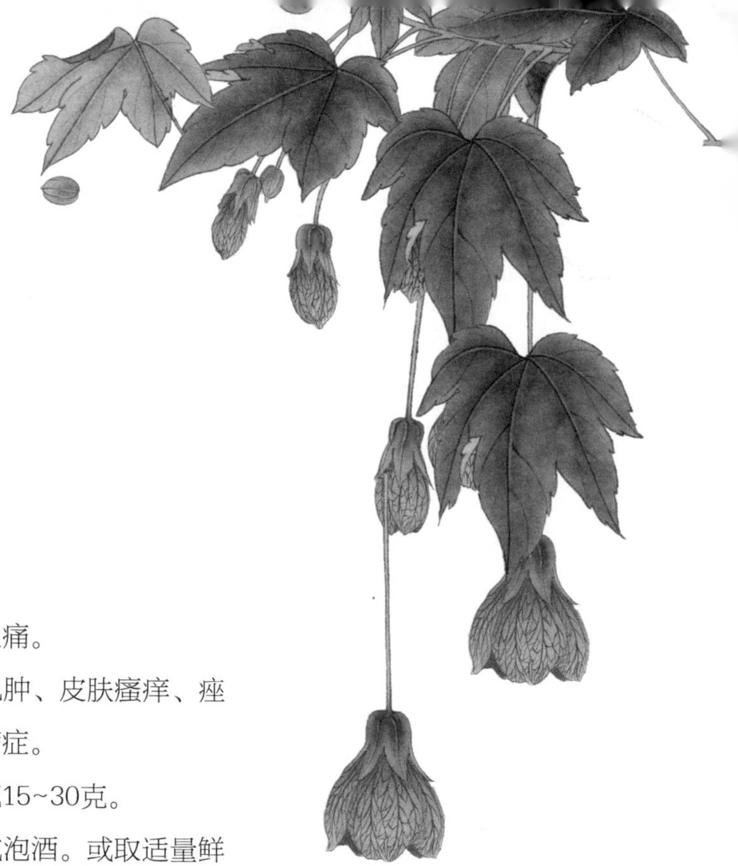

功　　效　活血散瘀，止痛。

药　　用　主治：产后乳肿、皮肤瘙痒、痤疮等病症。

方药：金铃花15~30克。

用法：煎汤或泡酒。或取适量鲜品捣敷或研末调敷。

节气养生

小雪时节要注意御寒保暖，早睡晚起，保证充足睡眠。由于天气寒冷，室外活动减少，易引发抑郁症。可多吃能够抵御寒冷、预防抑郁的食物，如牛肉、羊肉、鱼肉等肉类，胡萝卜、土豆、芹菜、菜花、山芋等根茎类蔬菜，猪肝、芝麻、腐竹、黑木耳等富含铁的食物，海带、紫菜、菠菜、鱼虾等富含碘的食物，瓜子、香蕉、燕麦等有助于调节情绪的食物。运动前要做足准备活动，冬季长跑注意不要张口呼吸，长跑后不要马上停下来休息，要慢走几百米放松。心脏病、高血压病、糖尿病患者不宜长跑。

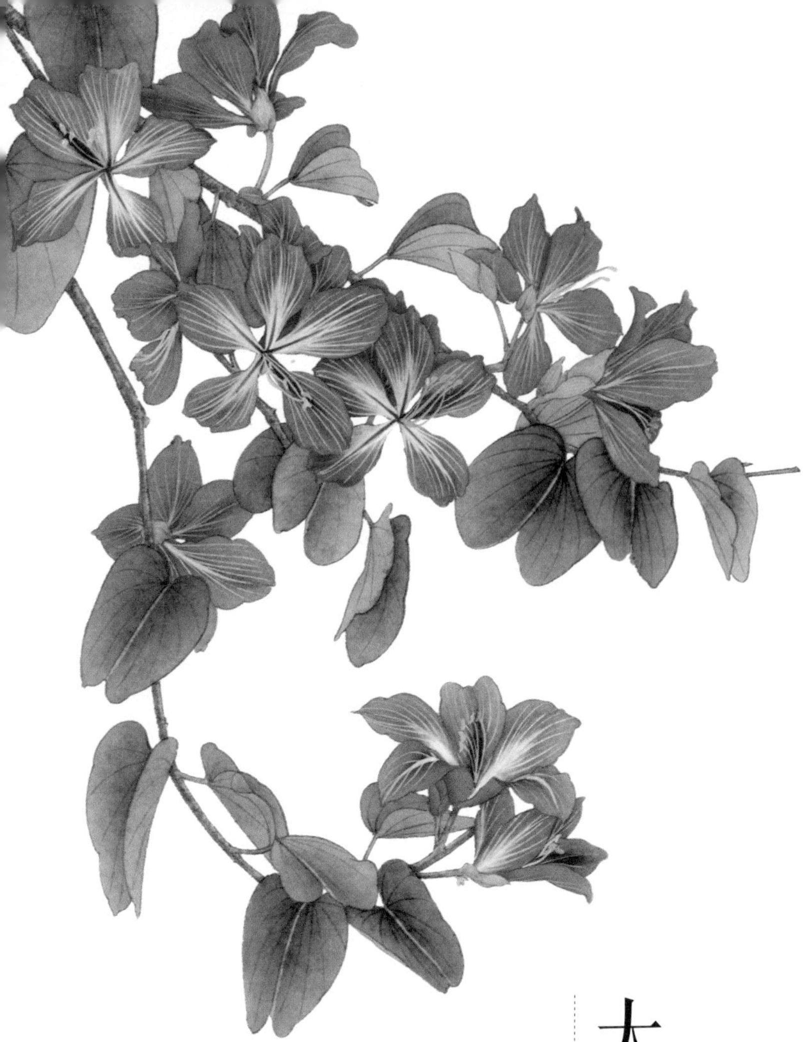

大雪

12月7日或8日始

初候　鹖旦不鸣

二候　虎始交

三候　荔挺出

江雪

唐·柳宗元

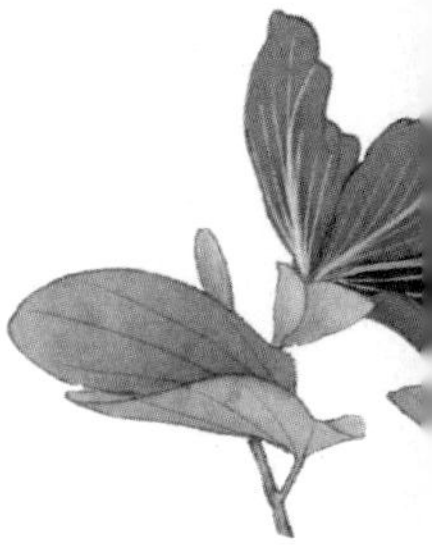

千山鸟飞绝，万径人踪灭。
孤舟蓑笠翁，独钓寒江雪。

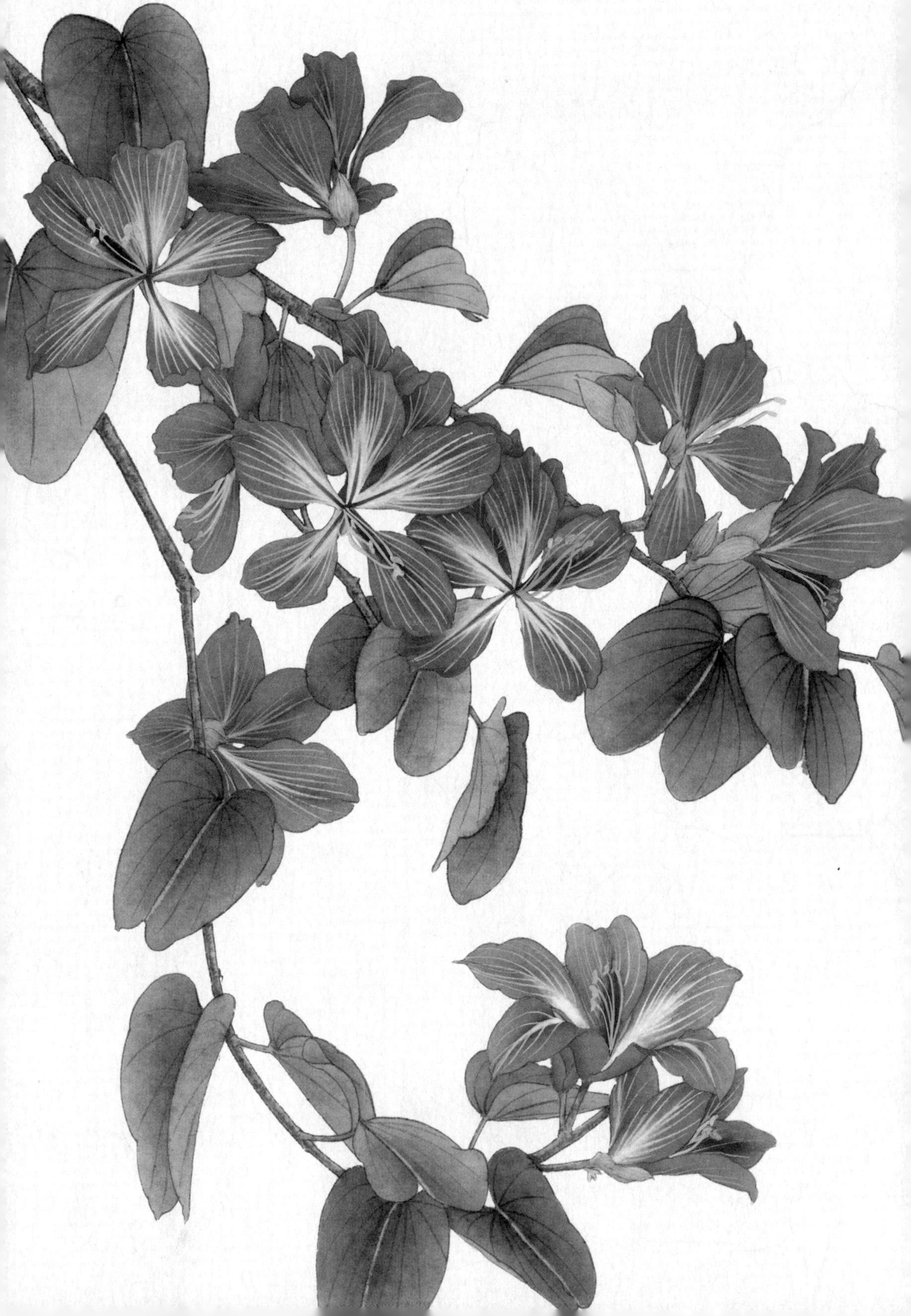

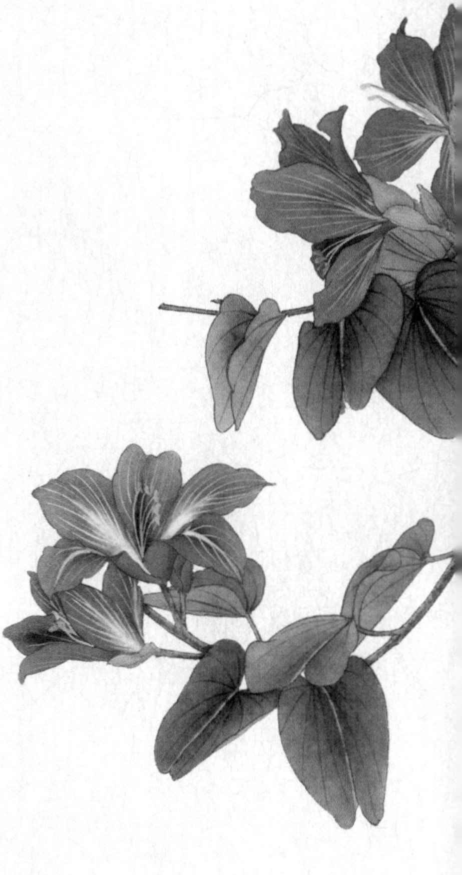

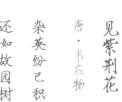

见紫荆花

唐·韦应物

杂英纷已积，含芳独暮春。
还如故园树，忽忆故园人。

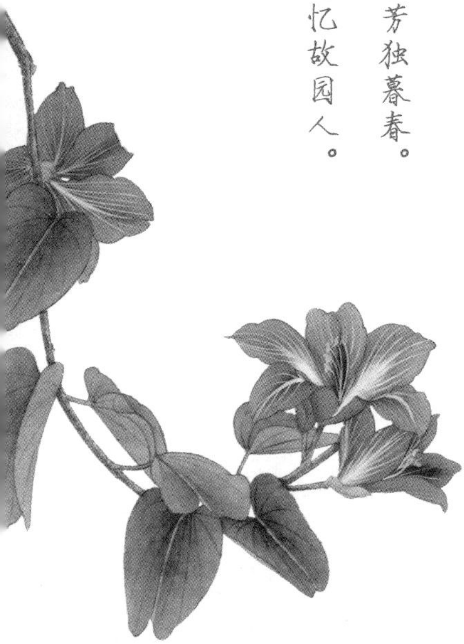

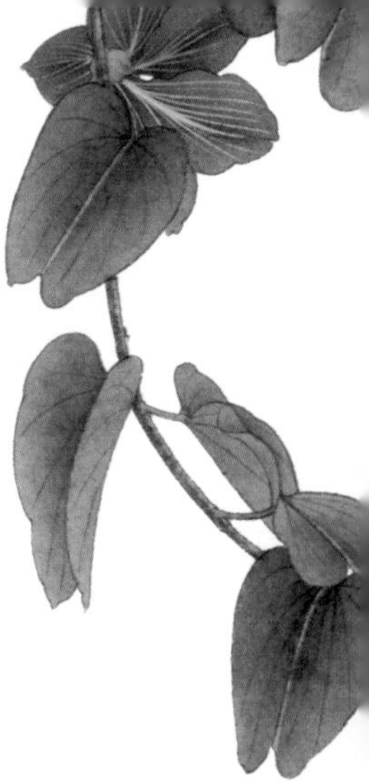

紫荆花

别　　名　红花羊蹄甲、红花紫荆、洋紫荆、玲甲花。

形　　态　花紫红或粉红色，2~10余朵成束，簇生于老枝和主干上，尤以主干上花束较多，越到上部幼嫩枝条则花越少，常先叶开放，幼嫩枝上的花则与叶同时开放。花长1~1.3厘米；花梗长3~9毫米；龙骨瓣基部有深紫色斑纹；子房嫩绿色，花蕾时光亮无毛，后期则密被短柔毛，胚珠6~7个；

花　　期　全年，3—4月为盛花期。

性味功效　（木、皮）味苦、性平。清热凉血，祛风解毒。

药　　用　主治：主热淋，血淋，疮疡，风湿筋骨痛。

方药：紫荆花，内服，3~6克；外用，适量。

用法：内服，煎汤；外用，适量，研末敷。

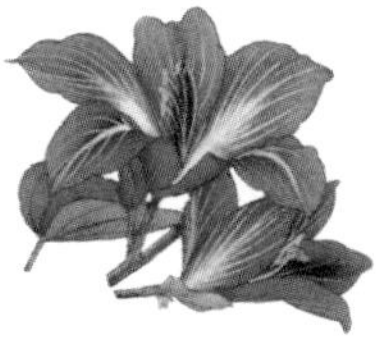

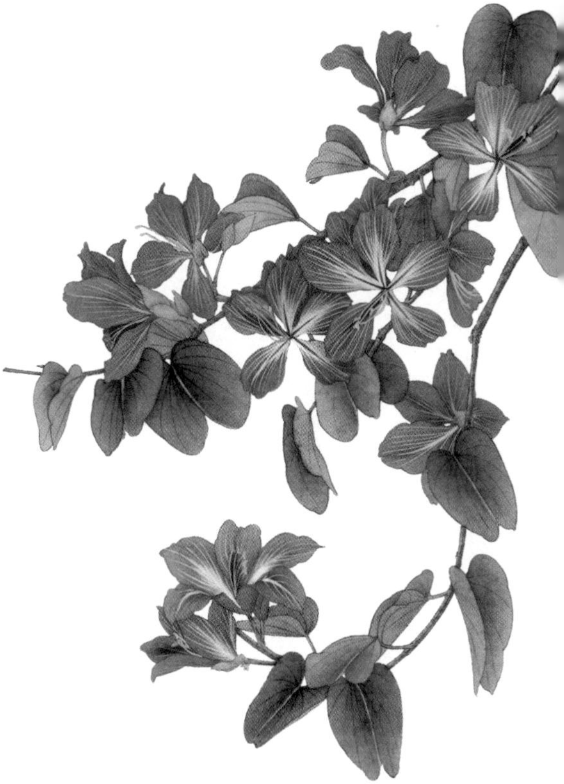

节气养生

大雪节气早睡晚起，保证充足睡眠。注意脖子、肩膀、前胸、后背和足部的保暖。睡前热水泡脚，不要穿厚衣服睡觉。进补要因人而异，有度有节。适当多吃温热且有利于增强御寒能力的食物如羊肉、鸽肉、海参、糯米、韭菜等，理气化痰可多吃白萝卜。大雪节气可适度冬泳，由于冷水的刺激，皮肤血管急剧收缩，血管一次剧烈收缩后会伴随一次相应的舒张，这会使血管弹性增强，也使人更快适应冷热交替的变化。

冬至

12月21日或22日始

初候　蚯蚓结

二候　麋角解

三候　水泉动

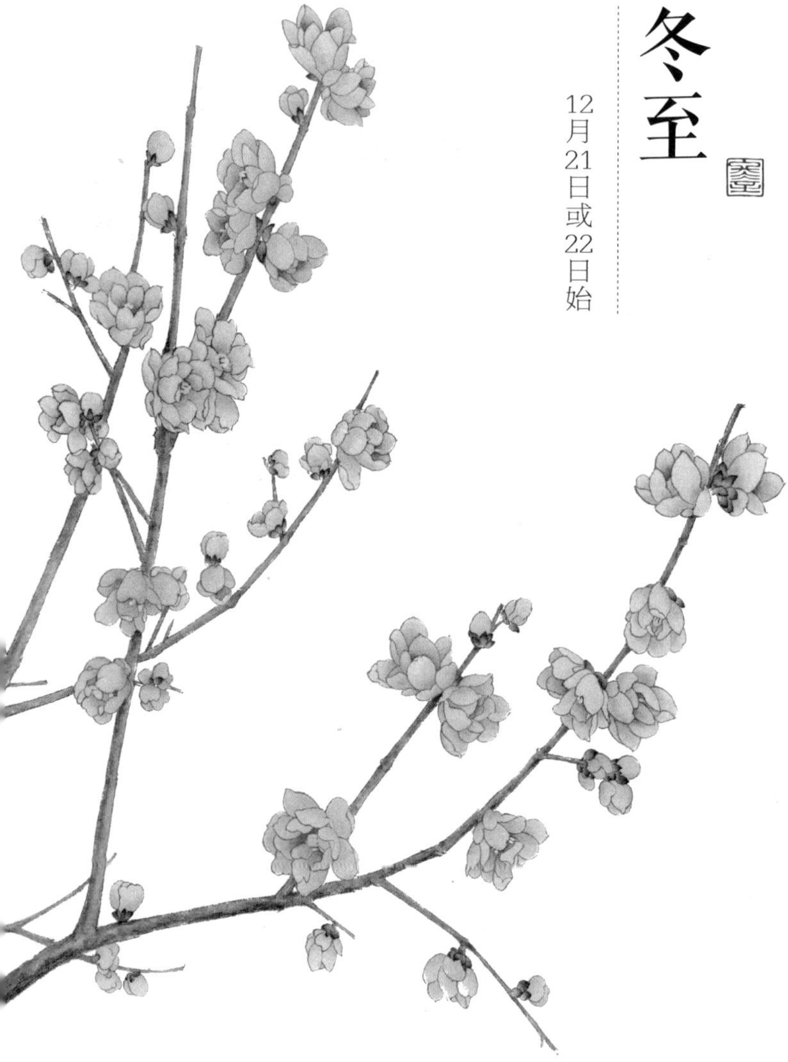

辛酉冬至

宋·陆游

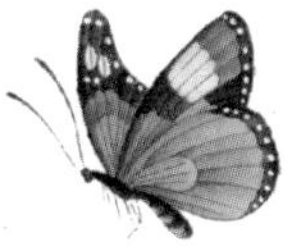

今日日南至，吾门方寂然。
家贫轻过节，身老怯增年。
毕祭皆扶拜，分盘独早眠。
惟应探春梦，已绕镜湖边。

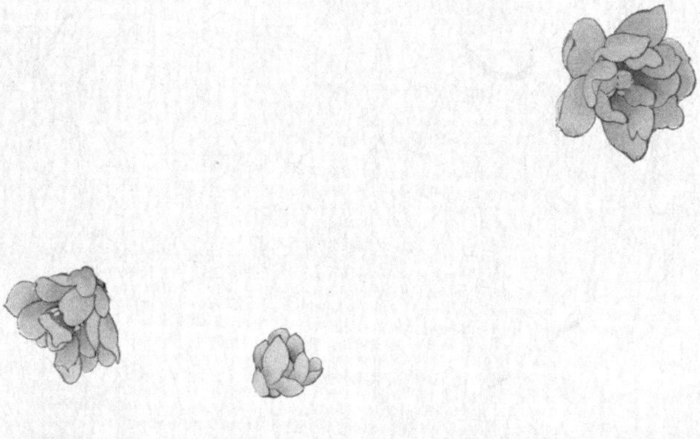

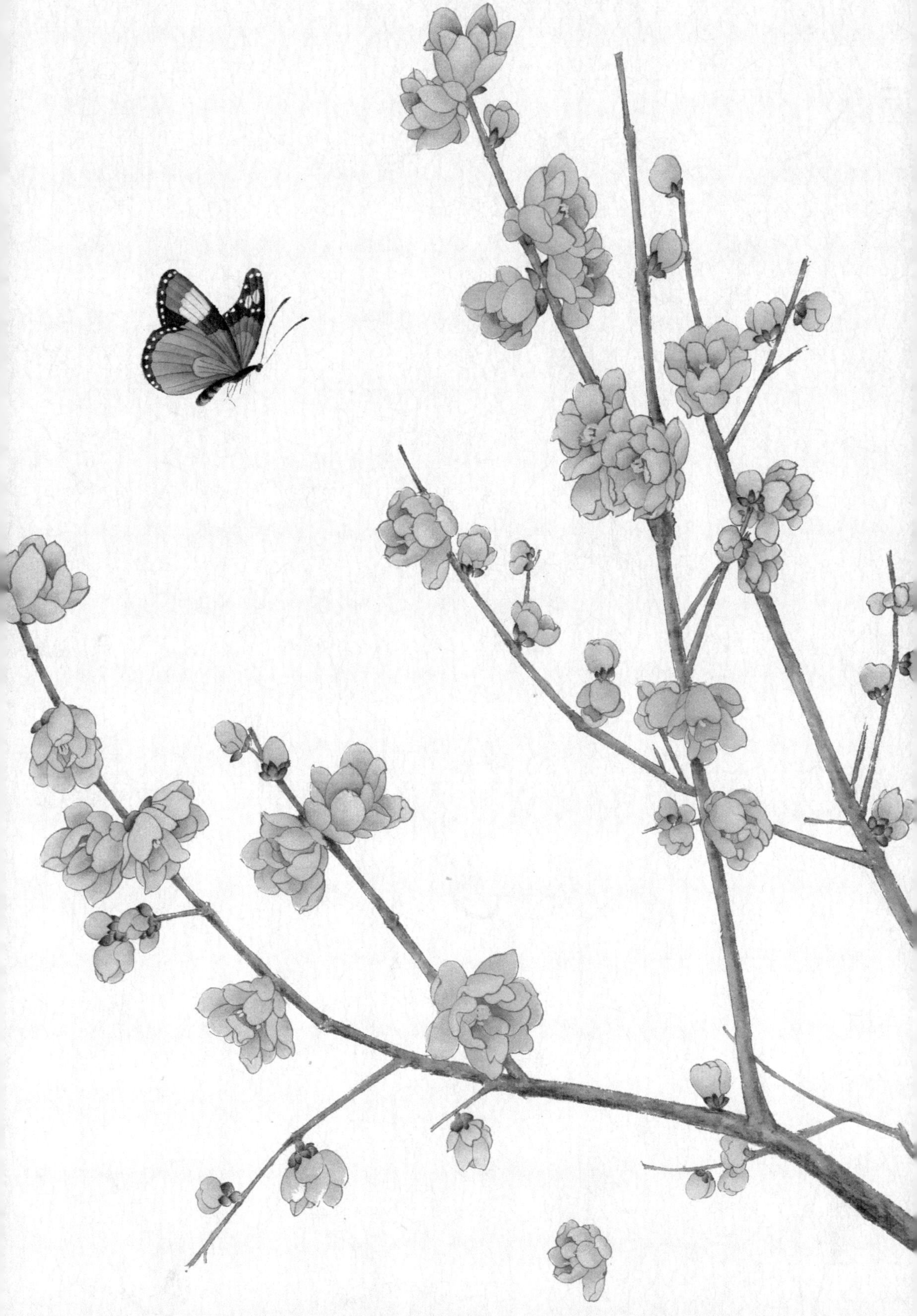

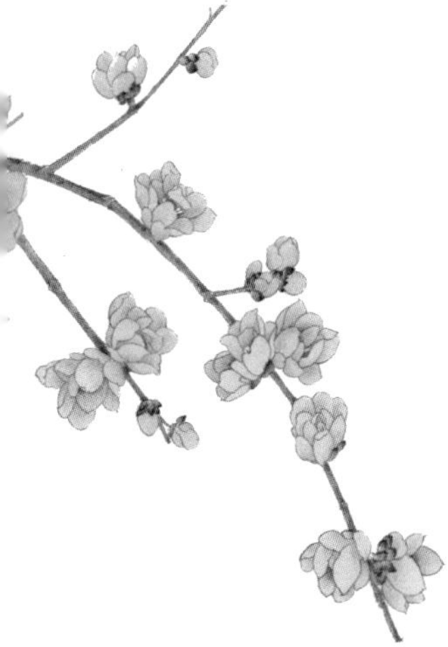

绝句

元·王庭筠

竹影和诗瘦，
梅花入梦香。
可怜今夜月，
不肯下西厢。

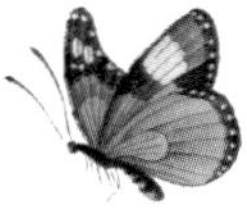

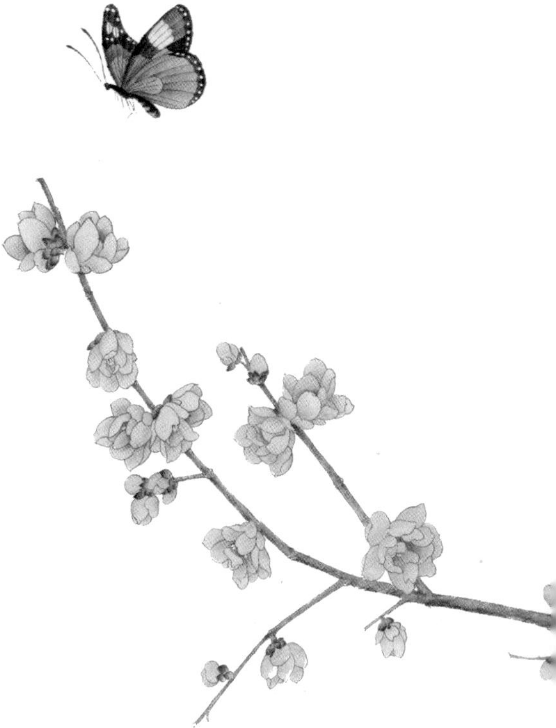

蜡梅花

别　　名　金梅、蜡花、唐梅、香梅。

形　　态　花径2～4厘米，花被片15~21片，黄色，无毛，内花被片较短，基部具爪；雄蕊5～7片，花丝较花药长或近等长，花药内弯，无毛，药隔顶端短尖，退化雄蕊长3毫米；心皮7～14片，基部疏被硬毛，花柱较子房长3倍。

花　　期　11月到次年3月。

性味功效　味辛，性温。解暑生津。疏肝理气，健脾开胃，醒脑明目。

药　　用　第一方

主治：情志不舒，胃纳不佳，头昏目蒙。

方药：蜡梅花5~7朵，粳米100克，白糖适量。

用法：取花瓣用清水洗净，粳米入锅蒸至粥熟，加入蜡梅花瓣，略沸即成。用碗盛，直接食用。

第二方

主治：暑热津伤。

方药：蜡梅花适量。

用法：晒干，用开水泡开，直接饮用。

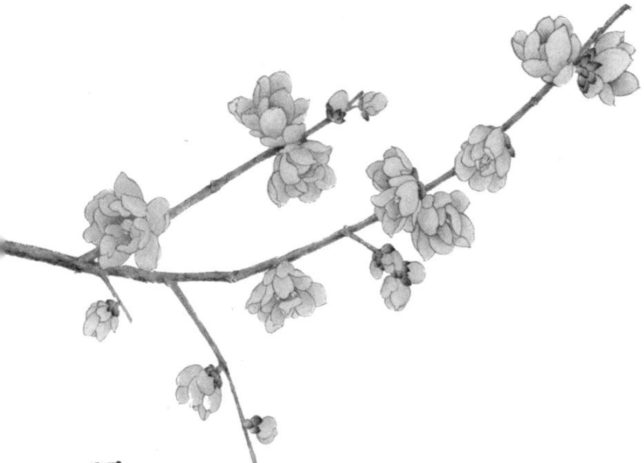

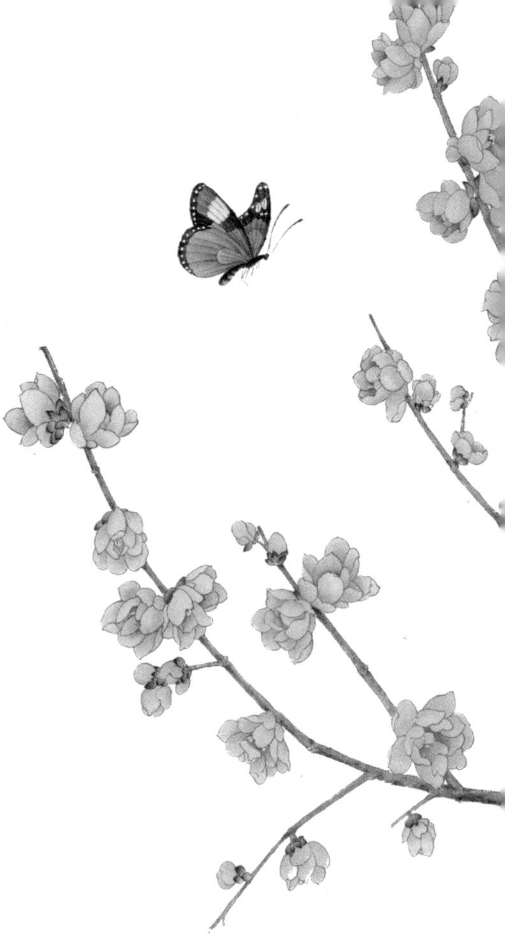

节气养生

冬至是阴阳二气转化的节点，此时阴气最盛，阳气开始生发，选取有强身健体作用的穴位，如足三里、神阙、关元、气海、肾俞等做艾灸，每日1次，每次15~20分钟，有温阳补气、温经散寒、强身健体的作用，激发人体阳气。冬至宜进补鸡肉，可以配伍一些药材煲鸡汤，例如党参、枸杞子、花生、大枣，可以提高身体免疫力。勤晒被子，注意头部防风保暖。饮食要注意“三多三少”，即蛋白质多、维生素多、纤维素多，糖类少、脂肪少、盐少。

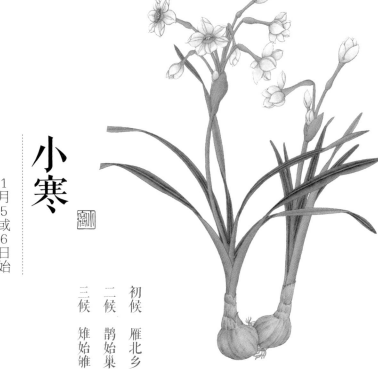

小寒

1月5或6日始

初候　雁北乡

二候　鹊始巢

三候　雉始雊

小寒食舟中作

唐·杜甫

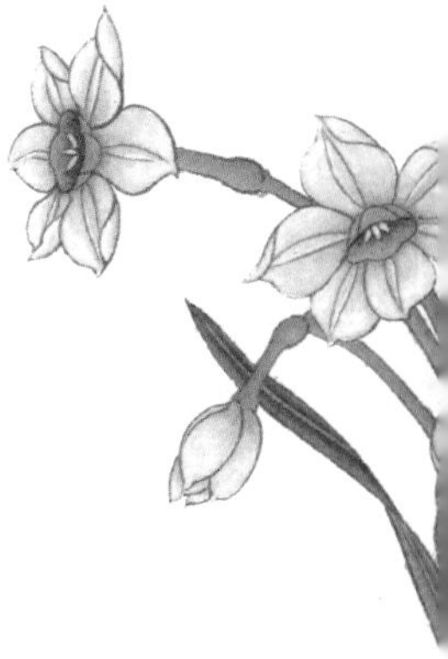

佳辰强饮食犹寒，隐几萧条带鹖冠。
春水船如天上坐，老年花似雾中看。
娟娟戏蝶过闲幔，片片轻鸥下急湍。
云白山青万余里，愁看直北是长安。

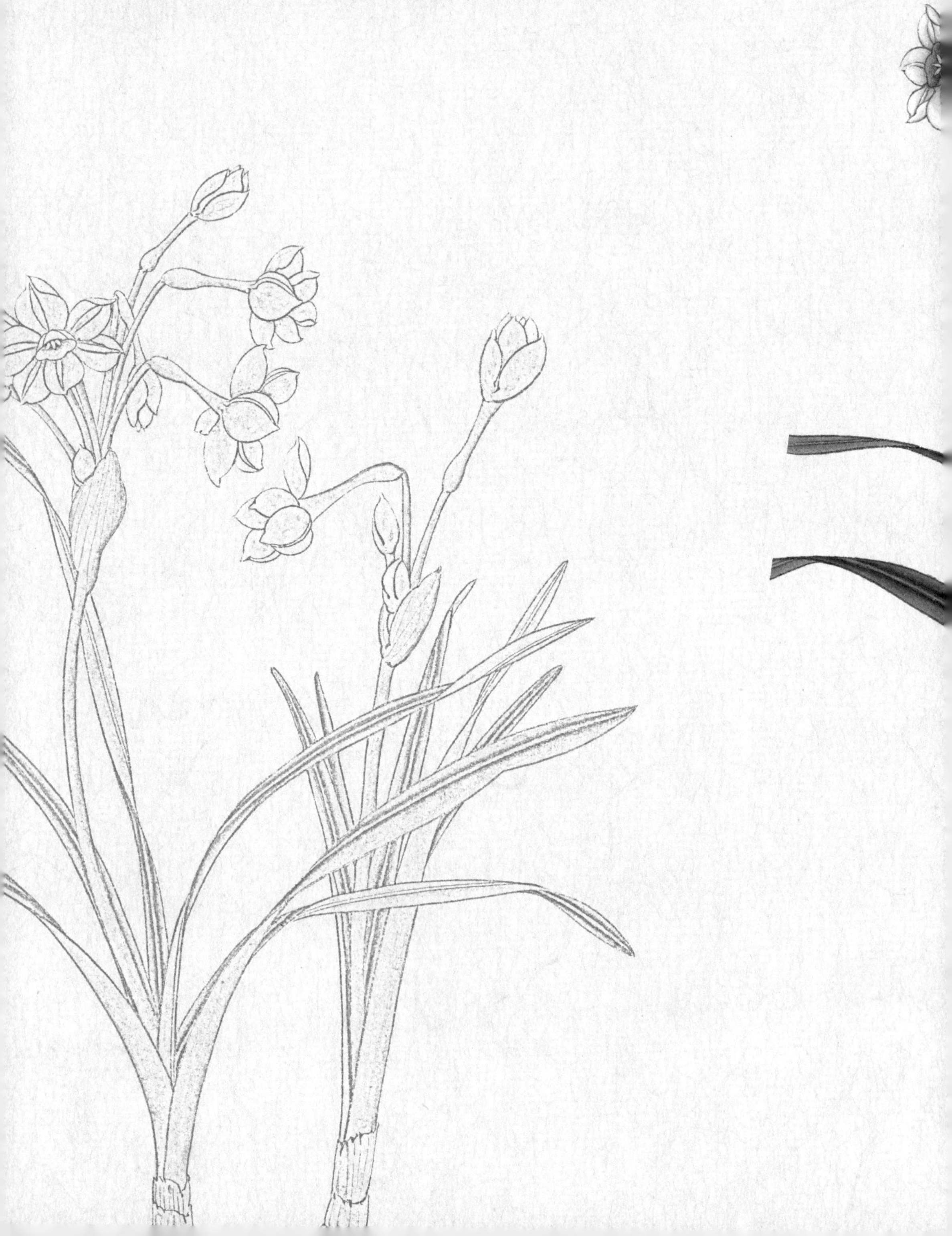

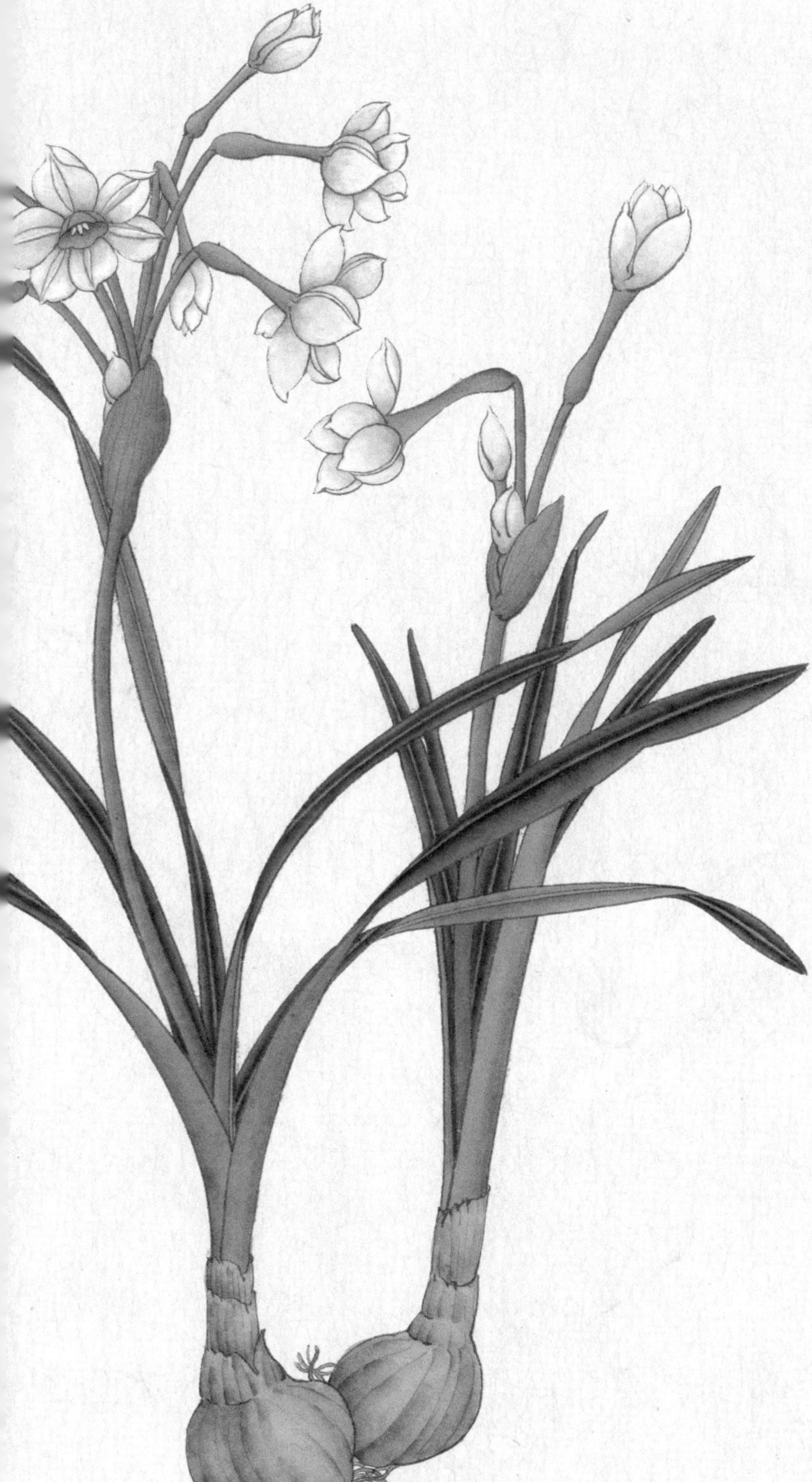

水仙花四首（之一）

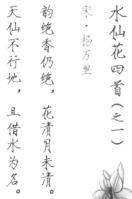

宋·杨万里

韵绝香仍绝，花清月未清。
天仙不行地，且借水为名。

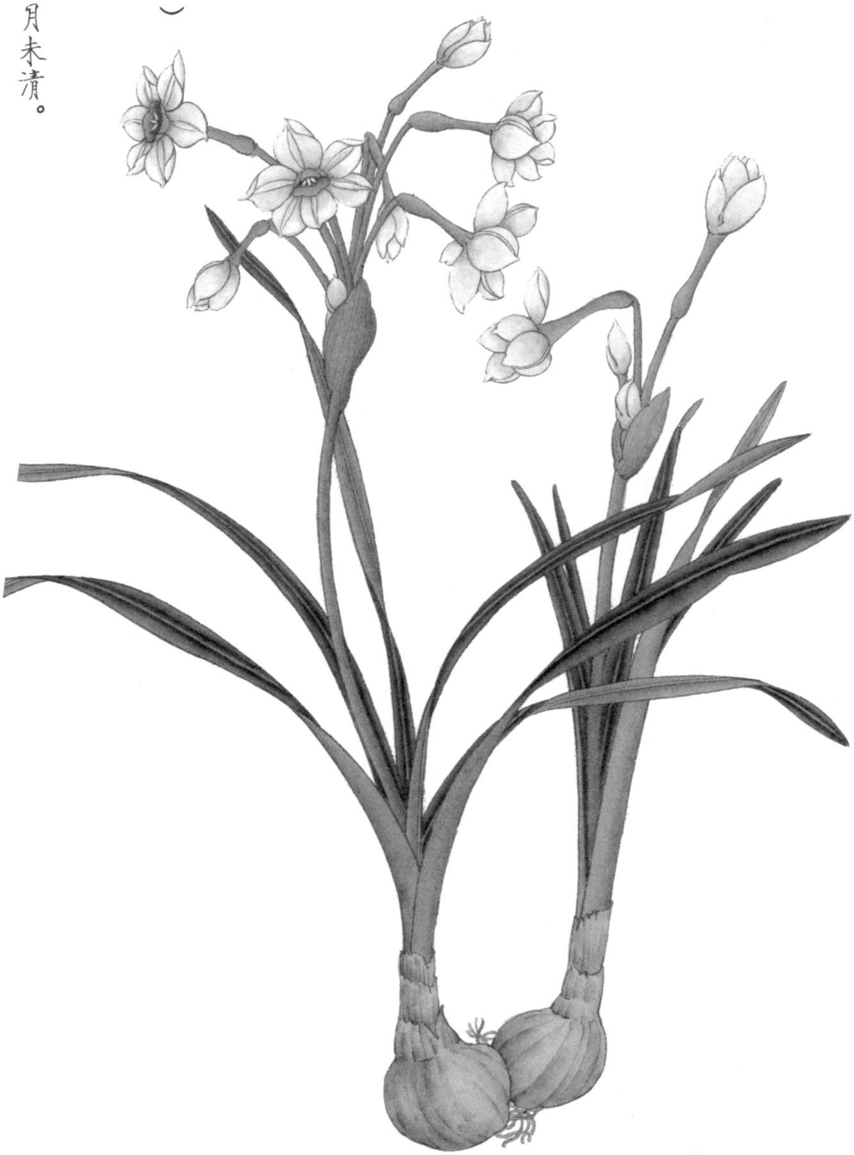

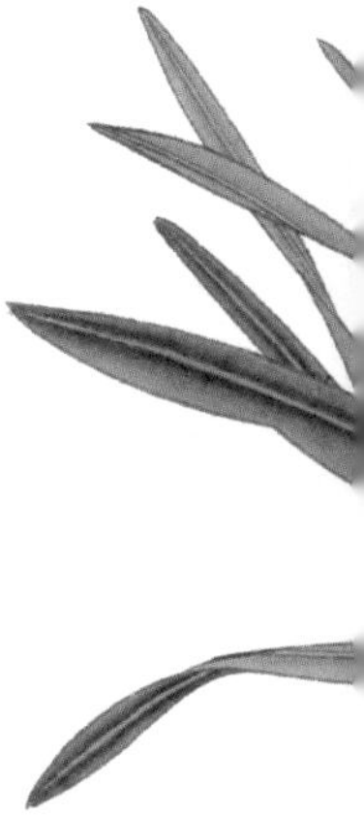

水仙花

别　名　凌波仙、金银台、姚女花、女史花、天葱、雅蒜、俪兰、女星。

形　态　花如金盏银台，高雅绝俗，婀娜多姿，清秀美丽，洁白可爱，清香馥郁。花梗不等长；花白色，芳香；花被管灰绿色，长约2厘米；花被裂片6片，宽卵形或宽椭圆形，先端短尖；副花冠淡黄色，浅杯状，长不及花被1/2；雄蕊着生花被筒内，花药基着。

花　期　早春开花，花期2个月左右。

性味功效　气芳香，味微苦。祛风除热，活血调经。水仙鳞茎有毒，不可内服。

药　　用　主治：月经不调。

方药：水仙花，内服3~5克，外用适量。

用法：煎汤内服，或入散剂；外用捣敷。

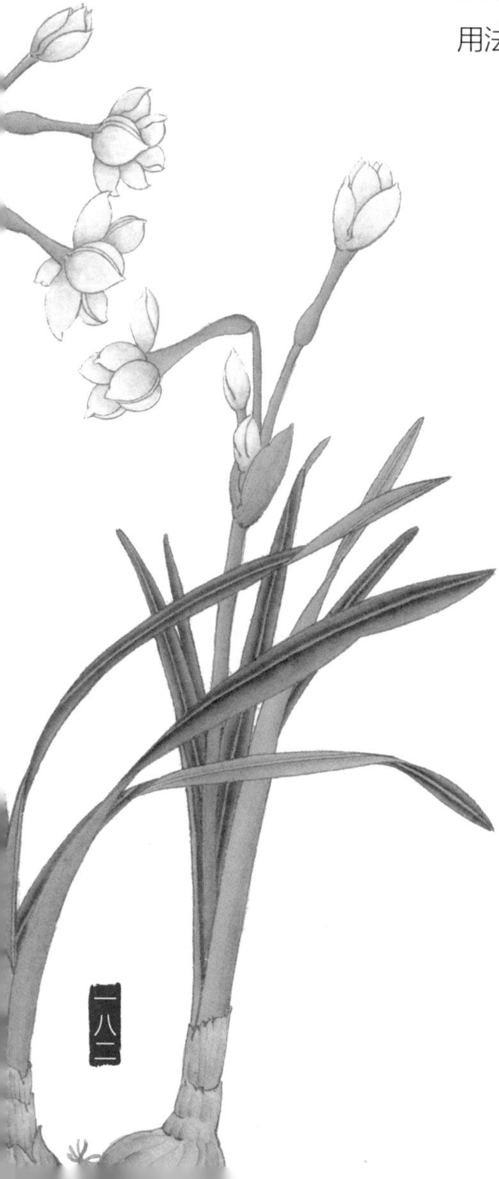

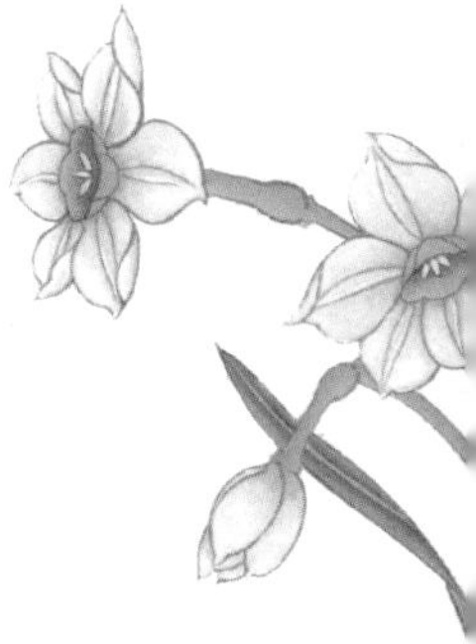

节气养生

小寒节气是一年中天气最冷的时候，外出要注意头部防寒，睡觉勿蒙头。洗头后应尽快用热风将头发吹干，防止寒湿之气滞留。农历腊月初八喝腊八粥，腊八粥常用食材有大米、糯米、薏米、黄豆、红豆、花生、核桃等。小寒节气进补可以食用生姜羊肉红枣汤、当归羊肉汤、虾肉等。羊肉汤可以补阳驱寒，虾肉既可补肾阳又能补肾阴，是小寒时节最佳进补食品。小寒节气运动要注意做好充分的热身，步行健身老少咸宜。

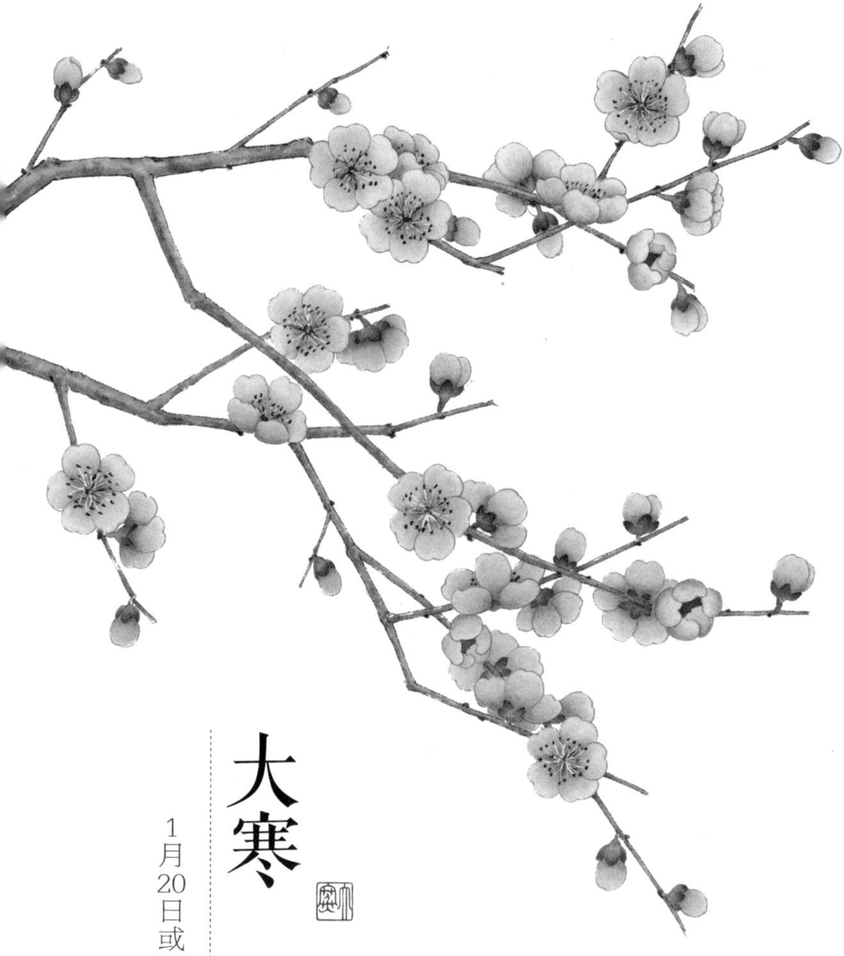

大寒

1月20日或21日始

初候　鸡始乳

二候　征鸟厉疾

三候　水泽腹坚

大寒吟

宋·邵雍

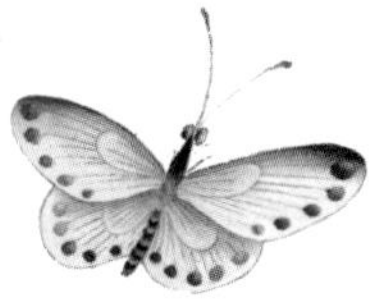

旧雪未及消，新雪又拥户。
阶前冻银床，檐头冰钟乳。
清日无光辉，烈风正号怒。
人口各有舌，言语不能吐。

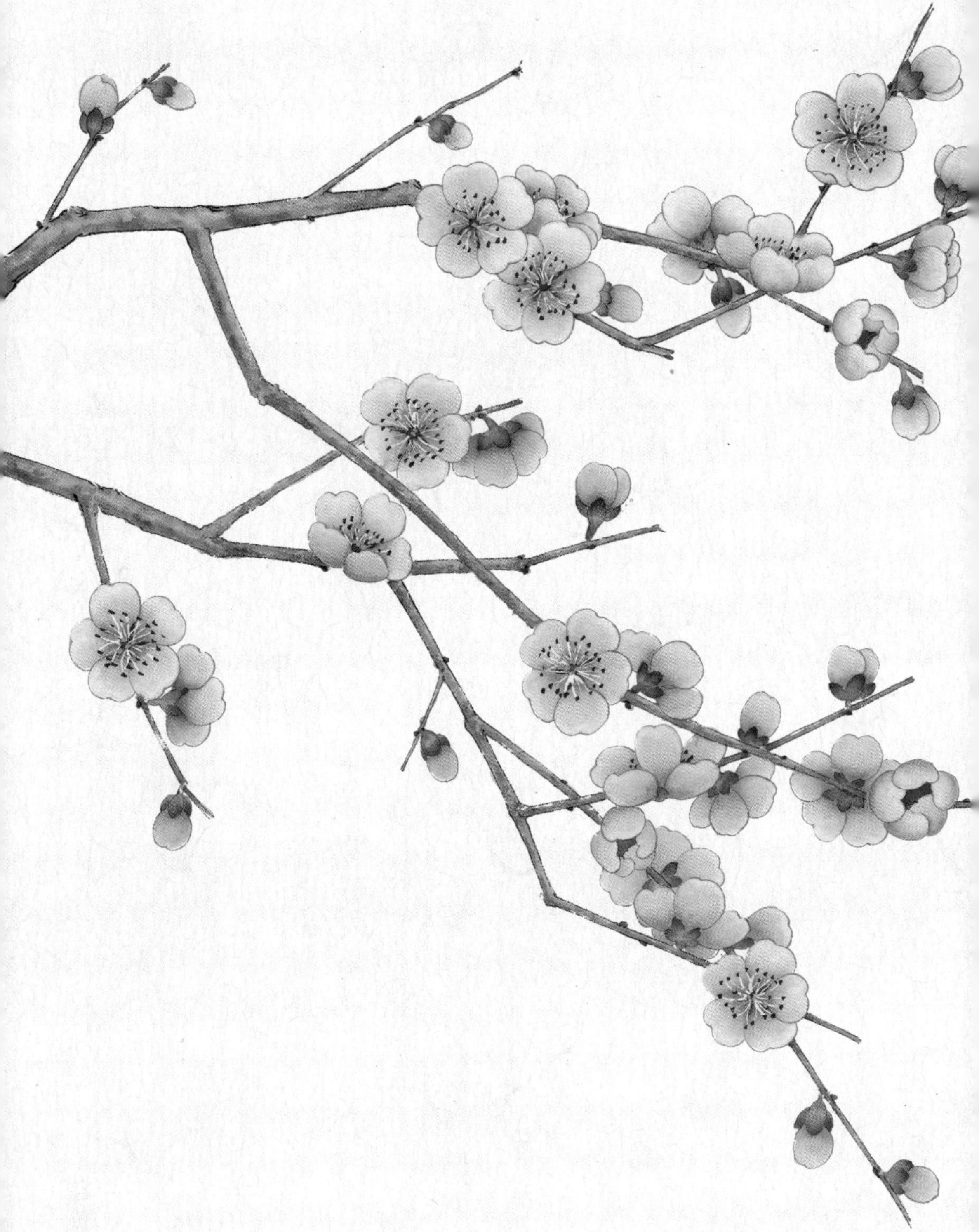

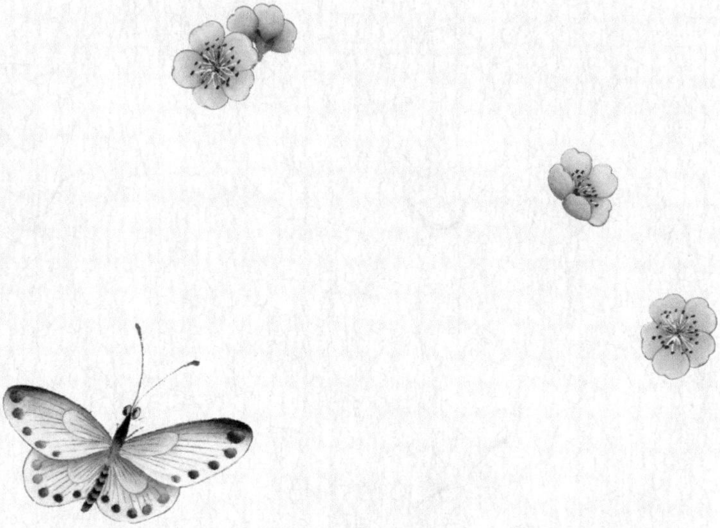

卜算子·咏梅

宋·陆游

驿外断桥边，寂寞开无主。
已是黄昏独自愁，更着风和雨。
无意苦争春，一任群芳妒。
零落成泥碾作尘，只有香如故。

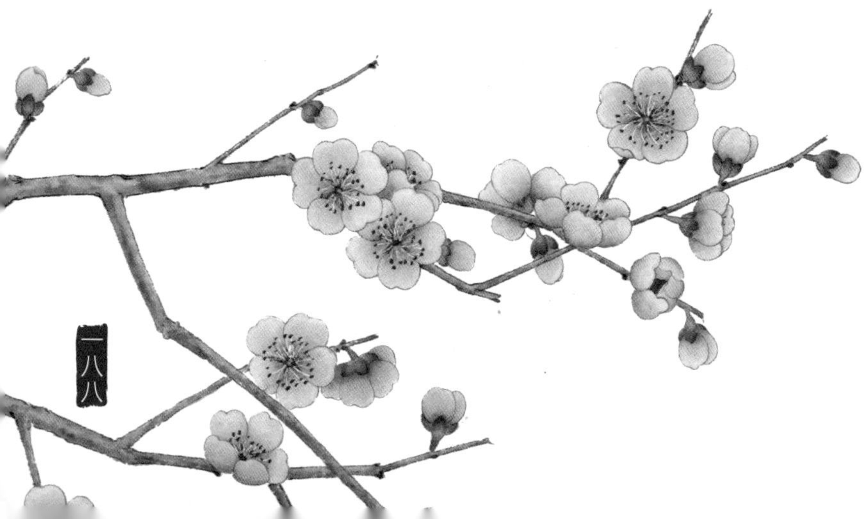

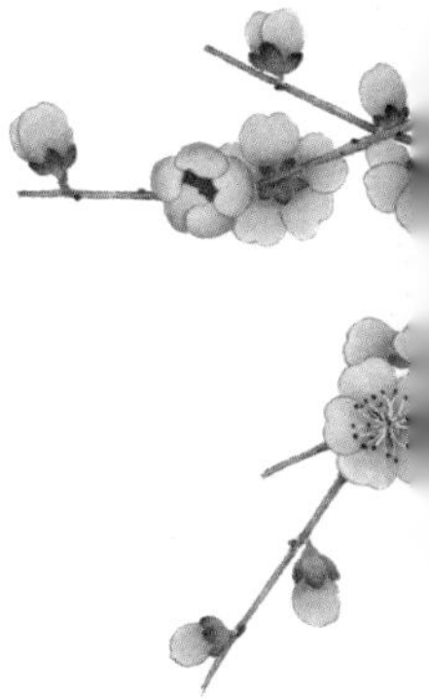

梅　花

别　　名　春梅、千枝梅、红梅、乌梅、梅。

形　　态　花单生或有时2朵同生于1芽内，径2~2.5厘米，香味浓，先于叶开放；花梗长1~3毫米，常无毛；花萼通常为红褐色，但有些品种的花萼为绿色或绿紫色；萼筒宽钟形，无毛或有时被柔毛；萼片卵形或近圆形；花瓣倒卵形，白色至粉红色。

花　　期　12月到次年3月。

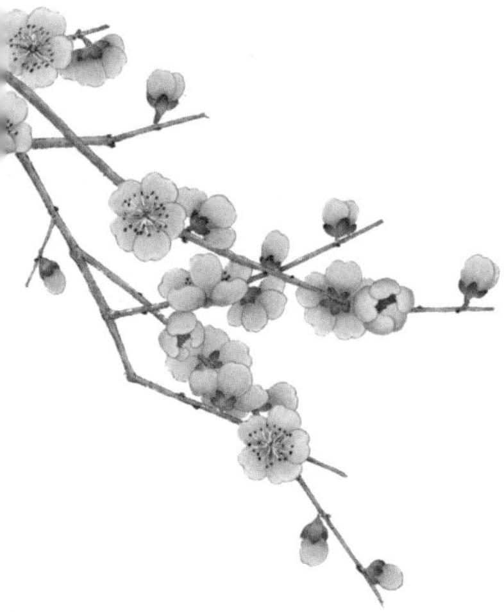

性味功效　微酸、涩，性平。开郁和中，化痰，解毒，理气散结。

药　　用　第一方

主治：瘰疬不消。

方药：鸡蛋1个，梅花7朵。

用法：将鸡蛋一端开孔，放入绿萼梅7朵，封口，饭上蒸熟。去梅花食蛋，每日1个，连服7日。

第二方

主治：咽喉异物感，上部食管痉挛。

方药：梅花、玫瑰花各3克。

用法：开水冲泡，代茶常饮。

第三方

主治：妊娠呕吐。

方药：梅花6克。

用法：开水冲泡，代茶饮。

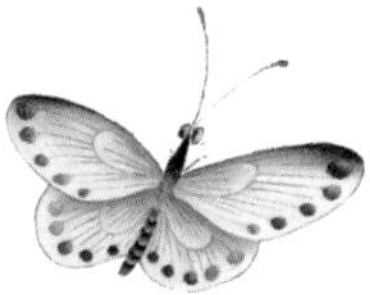

节气养生

大寒时节，早睡晚起，早睡是为了养人体的阳气，晚起是为了养阴。“暖身先暖心，心暖则身温。”心神旺盛、气机通畅，血脉和顺，四肢百骸才能温暖，方可抵御严寒的侵袭。不要轻易扰动阳气，凡事不要过度操劳，要使神志收藏，避免急躁发怒。睡前泡脚可以使脚部气血流通，缓解疲劳，改善睡眠质量。宜多吃“红色”食物，例如大枣、红豆、花生等。多喝红茶或黑茶，扶阳益气，醒神消滞。运动时不宜用口呼吸，不宜戴口罩运动，注意室内通风换气。

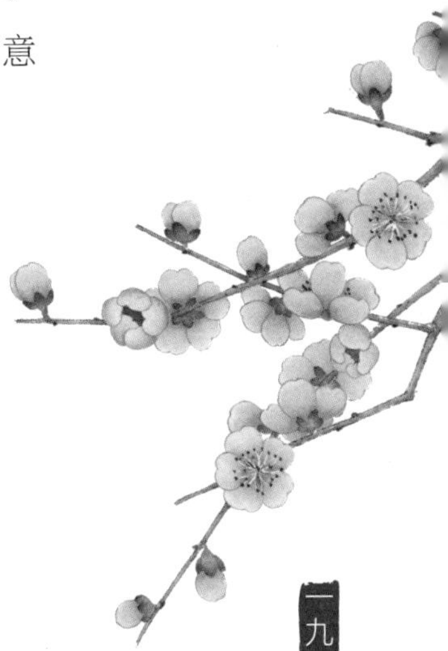

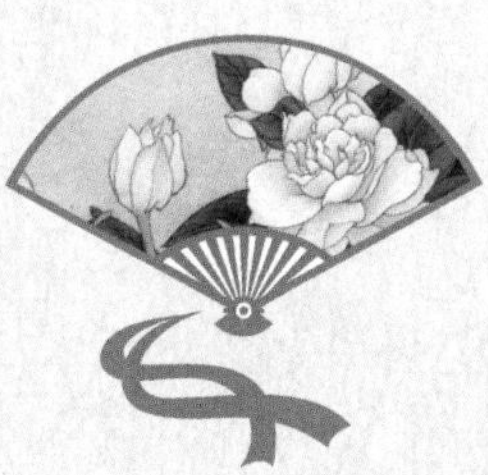